Nidhi Bansiwal
Amrita Singh
Deepshikha Rajput

Piezocirurgia em Periodontia

Nidhi Bansiwal
Amrita Singh
Deepshikha Rajput

Piezocirurgia em Periodontia

Uma inovação

ScienciaScripts

Imprint

Cover image: www.ingimage.com

This book is a translation from the original published under ISBN 978-620-7-65010-1.

Publisher:
Sciencia Scripts
is a trademark of
Dodo Books Indian Ocean Ltd. and OmniScriptum S.R.L publishing group

120 High Road, East Finchley, London, N2 9ED, United Kingdom
Str. Armeneasca 28/1, office 1, Chisinau MD-2012, Republic of Moldova, Europe
Printed at: see last page
ISBN: 978-620-7-70810-9

Índice

LISTA DE ABREVIATURAS

Er:YAG	Erbium-Doped Yttrium Aluminum Garnet
Ca/P	Calcium-to-Phosphorus
OT	Osteotomy
OP	Osteoplasty
EX	Extraction
IM	Implant
FRFs	Frequency Response Functions
BMP	Bone Morphogenic Protein
TGF	Transforming Growth Factor
TNF	Tumor Necrosis Factor
IL	Interleukin
BMD	Bone Mineral Density
SARME	Surgically-Assisted Rapid Maxillary Expansion
RAP	Regional Acceleratory Phenomenon
MSA	Maxillary Sinus Augmentation

INTRODUÇÃO

A medicina dentária, ao longo dos últimos anos, tem sofrido e assistido a muitos avanços na sua prática diária. As mais recentes técnicas de diagnóstico por imagem, como a ultrassonografia, a tomografia computorizada de feixe cónico e procedimentos como a microcirurgia, os implantes, os lasers e a nanotecnologia tornaram a medicina dentária um dos principais líderes da fraternidade médica. Com as invenções acima referidas, já entrámos num mundo de medicina dentária indolor.[111] Continuam a ser desenvolvidas técnicas inovadoras no domínio da cirurgia oral para dar resposta a situações clínicas específicas. O objetivo das técnicas modificadas é poupar tempo, obter melhores resultados de tratamento e tornar os procedimentos mais previsíveis. Nas últimas décadas, assistiu-se a um rápido desenvolvimento das várias técnicas cirúrgicas da medicina dentária. As técnicas tradicionais de cirurgia óssea envolvem a utilização de vários instrumentos rotativos e diferentes brocas e, devido à produção de calor com estes instrumentos, é necessária uma irrigação abundante. Além disso, a quantidade de pressão exercida causa uma limitação em casos de ossos fracturados ou quebradiços[2].

Assim, para ultrapassar esta limitação, foi introduzida uma nova técnica cirúrgica baseada na microvibração ultra-sónica, para um corte preciso e seletivo no osso, sem ferir os tecidos moles circundantes. Esta nova técnica introduzida na medicina dentária para cirurgias relacionadas com o osso foi designada por PIEZOSURGERY.[ ][2]

Os ultra-sons são vibrações de frequências superiores ao limite superior da gama audível para os seres humanos - ou seja, superiores a cerca de 20 kHz. O termo sónico é aplicado a ondas de ultra-sons de amplitudes muito elevadas[3]. A utilização dos ultra-sons no campo da medicina dentária é bastante conhecida[4]. [4] Na periodontia, os ultra-sons têm sido utilizados há muitos anos para remover o tártaro, desbridar as superfícies radiculares e desgranular os defeitos periodontais[5]. Os raspadores ultra-sónicos são dispositivos portáteis que exploram vibrações geradas por magnetostricção ou piezoeletricidade de cornos sintonizados para limpar o cálculo dos dentes. O processo de destartarização também beneficia da cavitação induzida por ultra-sons de uma solução refrigerante (água) que flui da saída na ponta de inserção à volta do dente[4]. No entanto, só nos últimos cinco a seis anos é que as aplicações experimentais têm sido utilizadas de forma rotineira para aplicações clínicas padrão em muitos campos diferentes da cirurgia. Diminui o risco de danos nos tecidos moles circundantes e nos tecidos críticos estruturas (nervos, vasos e mucosa), particularmente durante a osteotomia.[ ][6]

A importância de manter a integridade das estruturas anatómicas adjacentes e de conservar a morfologia dos tecidos moles e do osso é crucial para alcançar um resultado bem sucedido. O sucesso de qualquer modalidade de tratamento em medicina dentária depende das ferramentas com que o tratamento está a ser realizado[7]. Vários instrumentos de corte podem ser utilizados na cirurgia óssea, nomeadamente brocas, piezocirurgia e lasers[8]. [8] Os instrumentos de corte de tecidos duros, como a peça de mão com micromotor e o arejador, removem o esmalte, a dentina, o cemento e o osso. A quantidade e a qualidade da remoção de tecidos duros determinam o resultado pós-operatório de qualquer procedimento cirúrgico dentário, quer se trate de Implantologia ou Periodontologia[9]. A terapêutica dentária tradicional envolvia instrumentos de corte manuais, tais como malho e cinzel, seguidos de instrumentos rotativos constituídos por diferentes brocas[7]. Estes instrumentos também exerciam uma pressão considerável nas cirurgias ósseas e, por conseguinte, punham em perigo o tratamento de ossos fracturados e quebradiços.[7]

Nos últimos anos, os lasers de érbio e a piezocirurgia foram introduzidos na cirurgia óssea. O laser Er:YAG foi aprovado pela US Food and Drug Administration em 1997 para o tratamento de tecidos duros orais e tem mostrado várias aplicações potenciais em Periodontologia, Cirurgia Oral, Dentisteria de Restauração e Implantologia. Tem uma emissão de infravermelhos (comprimento de onda de 2,94 mm), é totalmente absorvido pela água e actua em todos os tecidos orais hidratados (osso, dente, mucosa oral). A elevada interação biológica com os tecidos duros depende de um efeito mecânico termo-induzido particular que cria incisões superficiais nítidas e bem circunscritas. O laser Er:YAG abla os tecidos de forma eficaz sem queimar, derreter ou alterar a relação cálcio/fósforo (Ca/P) do osso irradiado. Esta técnica de ablação óssea, utilizando impulsos curtos e pulverização de água, demonstrou produzir bons resultados clínicos em procedimentos de cirurgia óssea sem qualquer prejuízo para a cicatrização de feridas. No entanto, foram registados danos térmicos nas margens das osteotomias, se o arrefecimento não for adequado. Além disso, o tempo mais longo necessário para realizar a osteotomia na cirurgia de dentes impactados limita a aplicação clínica de rotina do laser de Er:YAG, enquanto a necessidade de manusear cuidadosamente a posição do feixe de laser e a sua angulação e a falta de controlo da profundidade, ajustável com sistemas controlados por sensores, limitam a utilização de dispositivos laser de Er:YAG a regiões onde é possível uma orientação segura e fixa do feixe de laser[8].

Com o aumento das tecnologias, a cirurgia menos invasiva é um objetivo importante.[10] Nos últimos anos, foram desenvolvidos dispositivos ultra-sónicos que estão a revolucionar as cirurgias periodontais e a cirurgia óssea maxilofacial. [5] Na última década, foi criada e comercializada com sucesso uma nova família de dispositivos ultra-sónicos de potência para cortar osso em cirurgias maxilares. Esta nova técnica cirúrgica, conhecida como Piezosurgery, foi inventada pelo Prof. Tomaso Vercellotti e desenvolvida pela Mectron Medical Technology (Carasco, Itália)[4].

O termo -piezo Il tem origem na palavra grega piezein, e significa -apertar, apertar.[10] A cirurgia piezoeléctrica aplicada ao osso apresenta um método alternativo real de cirurgia minimamente invasiva.[3] O dispositivo Piezosurgery foi desenvolvido com o objetivo de melhorar a capacidade do cirurgião para realizar uma cirurgia óssea meticulosa, reduzindo simultaneamente o risco de morbilidade intra e pós-operatória. [11] A filosofia subjacente ao desenvolvimento da Cirurgia Óssea Piezoeléctrica baseia-se em dois conceitos fundamentais da microcirurgia óssea. O primeiro é a cirurgia minimamente invasiva, que melhora a cicatrização dos tecidos e reduz o desconforto para o paciente. O segundo conceito é a previsibilidade cirúrgica, que aumenta a eficácia do tratamento. De facto, a facilidade de controlo do instrumento durante a operação, combinada com a redução da hemorragia, a precisão do corte e a excelente cicatrização dos tecidos, permite otimizar os resultados cirúrgicos mesmo nos casos anatómicos mais complexos[5].

A técnica de corte ósseo do dispositivo piezoelétrico funciona graças à utilização de microvibrações a uma frequência ultra-sónica específica modulada por ondas sónicas. A frequência sónica e ultra-sónica (25-30 kHz) é produzida por uma onda de choque mecânica que vibra de forma linear. A ponta de corte funciona com uma amplitude de vibração reduzida (horizontal 20-200 μm, vertical 20-60 μm) [10] A natureza selectiva e termicamente inofensiva do instrumento de piezocirurgia resulta numa baixa tendência para a hemorragia. A natureza precisa do instrumento permite geometrias de corte exactas, limpas e suaves durante a cirurgia. No pós-operatório, observa-se uma excelente cicatrização da ferida, sem lesões dos nervos e dos tecidos moles. Devido à sua natureza altamente selectiva e precisa, e ao efeito de corte exclusivamente dirigido aos tecidos duros, a sua utilização pode ser alargada a casos de cirurgia oral mais complexos, bem como a outros problemas interdisciplinares[9].

Barone et al, em 2008, realizaram um estudo para investigar, num ensaio clínico aleatório e controlado, o desempenho de instrumentos rotativos em comparação com um dispositivo piezoelétrico durante a elevação do pavimento do seio maxilar. Os parâmetros registados durante o estudo incluíram o comprimento da janela óssea (L), a altura da janela óssea (H), a espessura do osso (T) e a área da osteotomia (A) - calculada através da multiplicação de L e H . Além disso, foi calculado o tempo necessário para a osteotomia e elevação da membrana sinusal, bem como o número de complicações cirúrgicas. Verificaram que a área de osteotomia (A) obtida pela multiplicação de L e H era maior nos locais tratados com brocas de diamante rotativas convencionais no grupo de controlo (151,2 ± 20,4mm2) em comparação com os locais tratados com piezocirurgia (137 ± 24,2mm2). O tempo necessário e a taxa de perfuração da membrana para a osteotomia e a elevação da membrana sinusal com instrumentos convencionais foi de 10,2 ± 2,4 min e 30%, enquanto que com o dispositivo piezoelétrico foi de 11,5 ± 3,8 min e 23%, respetivamente. No entanto, nenhuma das diferenças observadas entre os dois métodos atingiu um nível de significância. Assim, dentro dos limites do presente estudo, concluíram que a piezocirurgia e os instrumentos convencionais não apresentaram diferenças nos parâmetros clínicos investigados para a elevação do assoalho do seio maxilar.[ ][12]

No entanto, o dispositivo piezoelétrico tem-se mostrado muito útil em procedimentos cirúrgicos que requerem um cuidado especial, como a transposição do nervo mental. Em contraste com a macrovibração e o ruído extremo produzidos pelos procedimentos de perfuração, a piezocirurgia produz microvibração e pouco ruído, o que minimiza o stress psicológico e o medo do paciente durante a osteotomia sob anestesia local.[ ][7]

Nesta era de terapia minimamente invasiva, o dispositivo piezoelétrico é uma ferramenta inovadora desenvolvida como alternativa aos instrumentos mecânicos e eléctricos utilizados nos procedimentos cirúrgicos orais convencionais.[[5]] A piezocirurgia foi utilizada pela primeira vez pelos cirurgiões orais e maxilofaciais para realizar osteotomias, mas recentemente foram propostas e comunicadas aplicações específicas em vários campos da medicina dentária e da cirurgia geral. As vibrações de ultra-sons tridimensionais controladas e patenteadas da Piezosurgery abrem uma nova era para a Periodontologia, Implantologia, Endodontia e Ortodontia Cirúrgica[9].

Assim, o objetivo desta Dissertação da Biblioteca é apresentar uma visão elaborada sobre o mecanismo da piezocirurgia, as suas considerações técnicas, os méritos da piezocirurgia em relação aos instrumentos tradicionais e enfatizar os seus aspectos clínicos e biológicos que contribuem para uma saúde dentária benéfica, a aplicação, as vantagens e as desvantagens da piezocirurgia.

HISTÓRIA

As primeiras utilizações da vibração ultra-sónica para o corte de materiais duros, como o vidro e a cerâmica, remontam aos anos 50 e 60 [4] Foi durante o mesmo período que foram feitas as primeiras tentativas para conceber um dispositivo ultrassónico de potência para aplicações de corte de ossos [13].

De acordo com a literatura,

1. Em 1880, os irmãos Curie Jacques e Pierre descobriram a -piezoelectricidadeII. Descobriram que a pressão exercida sobre vários cristais, cerâmicas ou ossos produzia eletricidade. Um ano mais tarde, em 1881, Gabriel Lippmann descobriu o efeito piezoelétrico inverso. Demonstrou que, se for aplicado um campo elétrico a um cristal, o material deforma-se.[ ][14]
2. Pohlman, em 1950, foi o primeiro a aplicar os ultra-sons em tecidos humanos para o tratamento de mialgias e dores neuropáticas[3].
3. Maintz, em 1950, revelou o efeito positivo da utilização da piezocirurgia na regeneração e cicatrização do osso[3].
4. Em 1952, um aparelho de ultra-sons foi utilizado em medicina dentária para a preparação de cavidades[3].
5. McFall et al (1961): avaliaram a aplicação da tecnologia de vibração ultra-sónica para cortar tecido mineralizado e investigaram a distinção da cicatrização comparando

instrumentos rotativos com uma lâmina de bisturi oscilante. A cicatrização foi ligeiramente mais lenta no grupo da lâmina de bisturi oscilante, mas, no geral, não ocorreram complicações graves!][15]

6. Horton et al (1975): descreveram que, em ossos alveolares de cães, ocorreu uma superfície mais lisa com instrumentos rotativos em comparação com os ultra-sons, mas a regeneração óssea foi melhor com o dispositivo de ultra-sons.[ ][16]
7. Fernando Torella (1998) sugeriu que é preferível utilizar um gerador de ultra-sons de última geração do tipo peça eléctrica (gerador de vidros de quartzo) em vez do tipo magnetostrictivo (lâminas finas de ferroníquel), uma vez que o primeiro tem mais potência, produz menos calor na ponta e emite vibrações a partir da ponta ativa que são mais fáceis de dirigir para um único plano no espaço. Isto significa maior capacidade de corte com menor destruição óssea!][17]
8. Dr. Tomaso Vercellotti (1988): Inventou o dispositivo de piezocirurgia que utiliza uma frequência de trabalho funcional modulada de 25-30 kHz.[ ][9]

9. Stefan Stubinger, Johannes Kuttenberger et al (2005): O instrumento de piezocirurgia, desenvolvido em 1988, utiliza uma frequência ultra-sónica modulada que permite um corte altamente preciso e seguro de tecidos duros. Os nervos, vasos e tecidos moles não são lesados pelas microvibrações (60 a 200 mm/seg.), que são ajustadas de forma óptima para atingir apenas os tecidos mineralizados.[18]
10. Hoigne et al (2006); realizaram a primeira osteotomia por ultra-sons na cirurgia da mão. O corte foi altamente preciso e não houve vibrações no osso. A cicatrização óssea foi boa e em nenhum momento houve quaisquer distúrbios neurovasculares)][19]
11. Schlee, Markus et al (2006): A piezocirurgia tem características terapêuticas que incluem um corte micrométrico (ação precisa e segura para limitar os danos nos tecidos, especialmente nos osteócitos), um corte seletivo (que afecta os tecidos mineralizados, mas não os tecidos moles circundantes) e um local cirúrgico claro (o resultado do efeito de cavitação criado por uma solução de irrigação/arrefecimento e uma ponta oscilante).[ ][20]
12. Tomaso Vercellotti MD et al (2006): O dispositivo PiezoSurgery é um novo instrumento desenvolvido especificamente para cirurgia óssea que tem

aplicações em várias especialidades cirúrgicas dentárias e médicas. Utilizando vibrações ultra-sónicas piezoeléctricas de baixa frequência, o dispositivo PiezoSurgery corta com precisão o osso sem cortar os tecidos moles)][9]

13. Dong - Seok Sohn et al (2007): O Sistema Piezocirúrgico cria uma osteotomia eficaz com um mínimo ou nenhum trauma nos tecidos moles, em contraste com as brocas ou serras cirúrgicas convencionais. Além disso, a cirurgia piezoeléctrica produz menos vibração e ruído porque utiliza microvibração)][21]
14. Happe A (2007): Happe apresentou a técnica piezocirúrgica de colheita de enxertos ósseos do ramo mandibular. A piezocirurgia permitiu um corte preciso, limpo e suave, tudo com excelente visibilidade e proporciona uma reparação e remodelação óssea mais favorável do que a colheita com brocas de carboneto ou diamante)][22]
15. Thomas M et al (2017) referiram que a medicina dentária sofreu um avanço significativo e assistiu a várias mudanças de conceitos ao longo de uma década. Uma dessas inovações é a piezocirurgia. A cirurgia óssea piezoeléctrica ou também conhecida como piezocirurgia é uma nova técnica inventada pelo Professor Vercellotti em 1988 para ultrapassar as limitações da instrumentação tradicional na cirurgia óssea oral, modificando e melhorando a tecnologia convencional de ultra-sons. Trata-se de um sistema promissor, meticuloso e poupador de tecidos moles para o corte ósseo, baseado em microvibrações ultra-sónicas de baixa frequência. A ausência de macrovibração torna o instrumento mais manejável e permite um maior controlo intra-operatório com um aumento significativo da segurança de corte na zona de corte anatómica mais difícil. Compararam a piezocirurgia com os instrumentos tradicionais e enfatizam o seu mecanismo de ação, instrumentos, efeitos biológicos, vantagens e limitações, bem como as suas várias aplicações no campo da medicina dentária[2].

16. Chandra B et al (2017) referiram que a piezocirurgia é uma técnica relativamente nova de cirurgia óssea, que está recentemente a ganhar popularidade em implantologia, periodontia e cirurgia oral. As vibrações ultra-sónicas piezoeléctricas são utilizadas para realizar osteotomias precisas e seguras. Devido à sua natureza

altamente selectiva e precisa, com o seu efeito de corte dirigido exclusivamente aos tecidos duros, a sua utilização pode ser alargada a procedimentos cirúrgicos orais mais complexos, bem como a outros problemas interdisciplinares. Pode ser utilizado para o corte seletivo do osso, dependendo da mineralização óssea, sem danificar os tecidos moles adjacentes (por exemplo, vasos, nervos ou mucosa), proporcionando uma visibilidade clara no campo operatório, e cortando com sensibilidade sem a geração de calor. Assim, esta revisão discute o equipamento, mecanismo de ação, efeitos biológicos no osso, indicações, contra-indicações, vantagens e desvantagens desta nova tecnologia[3].

17. Tharani A. et al (2018) referiram que as unidades ultra-sónicas piezoeléctricas têm sido utilizadas em periodontia e endodontia há muitos anos. A piezocirurgia (cirurgia piezoeléctrica) é uma das novas abordagens para procedimentos cirúrgicos em tecidos duros, que pode ser realizada utilizando unidades ultra-sónicas topo de gama multiusos, com diferentes configurações. A piezocirurgia é uma verdadeira revolução na cirurgia óssea com os seus benefícios biológicos e técnicos. A natureza precisa do instrumento permite geometrias de corte suaves durante a cirurgia e melhora a visibilidade, proporcionando um campo cirúrgico sem sangue e sem detritos. Esta abordagem atraumática fixa os tecidos moles e ajuda a libertar várias citocinas que promovem a cicatrização óssea.[3]

REVISÃO DA LITERATURA

PRINCÍPIOS DOS INSTRUMENTOS PIEZOELÉCTRICOS:

O efeito piezoelétrico consiste na criação de tensão eléctrica entre cristais e cerâmicas, como o quartzo, aos quais é subsequentemente aplicada uma pressão mecânica. O material expande-se e depois contrai-se, dando origem a vibrações ultra-sónicas. Quando a eletricidade é aplicada, leva à compressão e expansão que ocorre ao inverter a direção. Quando um cristal deste tipo é colocado num campo elétrico alternado, o cristal pode alternar entre a compressão e a expansão, produzindo uma série de vibrações.

É também conhecida como "eletrificação por pressão" e definida pelo termo piezo, derivado da palavra grega para pressão -piezeinl. As características distintivas da cirurgia piezoeléctrica incluem,

- Formação de bolhas - devido a mudanças rápidas de pressão no líquido, ocorre a formação e implosão imediata de cavidades dentro do líquido (pequenas zonas livres de líquido), denominadas bolhas.
- Cavitação - Descreve o processo de vaporização, geração de bolhas e subsequente implosão em muitas fracções minúsculas do tamanho original (bolhas de gás microscópicas) devido a vibrações ultra-sónicas. Este efeito também melhora a visibilidade do campo operatório cirúrgico, dispersando o fluido refrigerante como um aerossol que lava o sangue. Este efeito também provoca hemostase, levando a uma cirurgia sem sangue. Pode também fragmentar as paredes celulares das bactérias, tendo um efeito antibacteriano/desinfetante.

As características de corte dependem do grau de mineralização/densidade do osso, do desenho da inserção, da pressão aplicada na peça de mão durante a utilização e da velocidade dos movimentos durante a utilização. A frequência das vibrações ultra-sónicas (Hz), o nível de potência e o jato de água podem ser ajustados de acordo com o procedimento.

Os ossos densos podem necessitar de até 30 Hz e devem alternar com pausas para um corte ótimo. A alternância de frequências elevadas com pausas impede que as pastilhas fiquem alojadas no osso e evita o sobreaquecimento.

Macro vibração vs. Micro vibração:

Os instrumentos manuais como o cinzel, o osteótomo ou a goiva oferecem um bom controlo na remoção de pequenas quantidades de osso, mas são difíceis de controlar no osso cortical, quando são essenciais cortes precisos.

Os instrumentos motorizados com movimentos rotativos/ recíprocos ou oscilatórios são utilizados quando o osso é muito denso. Transformam a energia eléctrica ou pneumática em ação mecânica de corte utilizando brocas ou lâminas de serra. A quantidade de calor gerada na zona de corte pode ser reduzida através da irrigação com água. Estas ferramentas de corte têm uma sensibilidade tátil reduzida e a determinação da profundidade de corte é reduzida. Podem causar complicações nos tecidos moles, como lacerações, queimaduras e necrose dos tecidos. São ruidosas e produzem macrovibrações. Podem provocar medo e stress nos doentes quando o procedimento é realizado sob anestesia local.

A cirurgia piezoeléctrica utiliza micro vibrações ultra-sónicas para criar uma osteotomia precisa e controlada pelo tato. Estas micro vibrações podem cortar seletivamente o osso e não funcionam nos tecidos moles. O acesso cirúrgico é mais fácil nas regiões mais profundas da cavidade oral do que as brocas cirúrgicas numa peça de mão reta.

Tabela.1: Diferenças entre cirurgia piezoeléctrica e instrumentos motorizados.

Features	Piezoelectric surgery	Motor driven instruments
Hard tissue cut. General	It is precise and tactile-controlled, minimally invasive surgery technique which is limited to mineralized hard tissue.	It has reduced tactile sensitivity and depth of cut.

Hard tissue cut-Thin and fragile bones	It can be used safely in thin and fragile bones as the cuts produced are precise and virtually arbitrary cuts are produced along desired geometries.	The bulky conventional instruments as well as rotary instruments can lead to fractures in thin and fragile bones as the application of pressure cannot be controlled with them.
Effects on Soft tissues & the risk of accidental damage.	It is protective of anatomical structures such as nerves, vessels and membranes and has a minimal accidental damage to tissue.	It may cause lacerations, burns and tissue necrosis and the risk of accidental damage to anatomical structures is high.
Noise levels	No loud noise.	The noise generated is loud and may instill fear and stress among patients.
Access to deeper regions of oral cavity.	It affords better surgical access than motor-driven instruments.	It is difficult to surgical access deeper areas of the oral cavity with the rotary instruments mounted on a handpiece.
Surgical control	It requires effortless surgical control, as it requires lesser force than rotational burs.	They require more force and effort for surgical control.
Time consumed	It is slower than the motor-driven instruments and hence requires slightly longer surgical time.	It is faster than piezo surgical instruments.
Cost	Expensive.	Cost effective.

MECANISMO DE ACÇÃO

Os dispositivos ultra-sónicos de potência são normalmente constituídos por uma fonte de energia eléctrica (gerador ultrassónico), um transdutor piezoelétrico ultrassónico que converte a energia eléctrica em vibrações mecânicas, um amplificador de amplitude e um sonotrodo ou corneta.[ ][4]

No dispositivo de piezocirurgia, os cornos ultra-sónicos concebidos para a dissecação de tecidos duros têm a forma de inserções de corte intercambiáveis feitas de aço, que actuam no osso como bisturis oscilantes. O transdutor ultrassónico de Langevin utilizado para acionar estas inserções tem quatro anéis piezoeléctricos com um diâmetro exterior de 10 mm ensanduichados entre as massas da cabeça e da cauda através de um parafuso de compressão oco. As massas da cabeça e da cauda são fabricadas em titânio e latão, respetivamente, e o comprimento de todo o conjunto, incluindo o transdutor e a pastilha de corte, é de cerca de 10 cm. A frequência de trabalho deste dispositivo pode variar entre 24 e 30 kHz, consoante a pastilha incorporada. Para reduzir o risco de necrose do tecido, que depende do aumento da temperatura do osso e do tempo de exposição do tecido a altas temperaturas durante o corte, a potência acústica do dispositivo é modulada de acordo com a dureza do osso que está a ser dissecado)][4]

Piezoeletricidade:

Foi Pierre Curie quem descobriu, em 1881, a piezoeletricidade - o fenómeno que deu origem à piezocirurgia, desenvolvida em meados do século XX.[th] A piezoeletricidade encontra-se em alguns cristais que, quando sujeitos a cargas mecânicas, adquirem polarização eléctrica. 13] Os cristais piezoeléctricos mais utilizados são o sal de Rochelle, o quartzo e alguns tipos de cerâmica. A aplicação de cargas eléctricas na face de um cristal piezoelétrico resulta na compressão do cristal e, invertendo o sentido da carga eléctrica, resulta na expansão. Quando os cristais piezoeléctricos, como o quartzo ou o disco de cerâmica, são colocados sob um campo elétrico alternado, é possível alternar entre a compressão e a expansão do cristal, produzindo assim uma série de vibrações. Isto resulta numa mudança de forma oscilante do cristal à frequência aplicada, que é depois passada para a ponta de trabalho.

Quando esta série de vibrações é conduzida através de um transdutor piezoelétrico, obtém-se uma maior eficiência. A unidade piezoeléctrica funciona a uma frequência de 25-50 KHz. A vibração resultante produz o movimento da ponta que é principalmente linear na direção e geralmente permite que apenas dois lados da ponta estejam activos em qualquer momento. O dispositivo utiliza um instrumento cirúrgico especificamente concebido, caracterizado por uma potência cirúrgica que é 3 vezes superior à do instrumento ultrassónico normal.

A frequência ultra-sónica é modulada de 10, 30 e 60 ciclos/s (Hz) a 29 kHz. A baixa frequência permite o corte de estruturas mineralizadas e não de tecidos moles. A potência pode ser ajustada de 2,8 a 16 W, com definições de potência predefinidas para vários tipos de densidade óssea. A ponta de piezocirurgia vibra numa gama de 60 a 200 mm, o que permite um corte limpo com incisões precisas.[ ][31]

A piezocirurgia funciona com base no princípio da "Eletrificação por Pressão". O termo "eletrificação por pressão" foi definido pelo termo "piezo", derivado de "piezeinl", que significa "pressão" em grego.[1]

Quando um campo elétrico é aplicado ao material, as moléculas polarizadas alinham-se com o campo elétrico, resultando em dipolos induzidos na estrutura molecular ou cristalina do material. Este alinhamento das moléculas fará com que o material mude de dimensão. Este fenómeno é conhecido como electroestricção. No efeito piezoelétrico, a energia mecânica sob a forma de tensão e compressão é convertida em energia eléctrica. Quando ocorre o oposto, ou seja, a energia eléctrica (tensão) é convertida em energia mecânica (tensão e compressão), chama-se efeito piezoelétrico inverso (aqui a tensão está em proporção direta com a força aplicada).[ ][23]

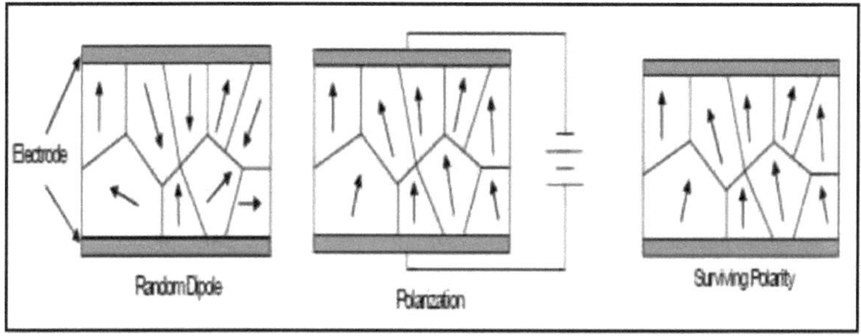

Fig 1: Quando um campo elétrico é aplicado ao longo do material, as moléculas polarizadas alinham-se com o campo elétrico

Na piezoeletricidade inversa, os cristais são submetidos a uma carga eléctrica e adquirem uma carga mecânica; no caso de a carga eléctrica ser alternativa, os cristais expandem-se e contraem-se alternadamente, e se a isso acrescentarmos uma frequência intermédia, os cristais produzem oscilações mecânicas de média frequência, produzindo ondas ultra-sónicas. [3]

Transdutor piezoelétrico:

Quando se aplica tensão eléctrica em determinados materiais, o material em questão expande-se e contrai-se, produzindo assim vibrações ultra-sónicas. Na piezocirurgia, é utilizado o efeito piezoelétrico, em que a energia mecânica sob a forma de tensão e compressão é convertida em energia eléctrica[2].

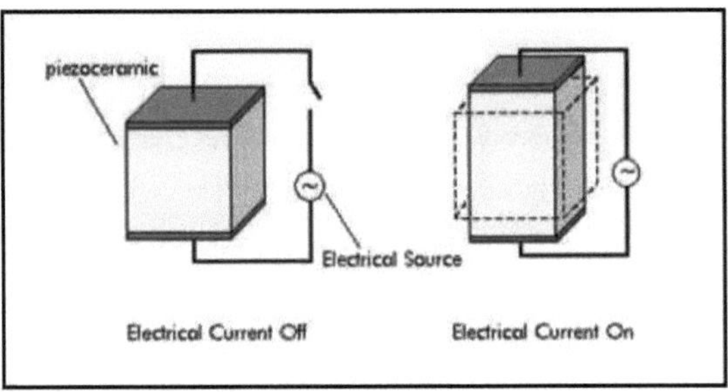

Fig 2: Transdutor piezoelétrico

Um transdutor ultrassónico é um dispositivo utilizado para converter qualquer outro tipo de energia numa vibração ultra-sónica. De longe, o tipo mais popular e versátil de transdutor ultrassónico é o cristal piezoelétrico, que converte um campo elétrico oscilante aplicado ao cristal numa vibração mecânica. Os cristais piezoeléctricos incluem o quartzo, o sal de Rochelle e certos tipos de cerâmica. Os transdutores piezoeléctricos são facilmente utilizados em toda a gama de frequências e em todos os níveis de saída.[3]

Podem ser escolhidas formas particulares para aplicações específicas. Por exemplo, uma forma de disco proporciona uma onda ultra-sónica plana, enquanto que a curvatura da superfície radiante numa forma ligeiramente côncava ou de taça cria uma onda ultra-sónica que se concentra num ponto específico. Os transdutores piezoeléctricos e magnetostrictivos também são utilizados como receptores ultra-sónicos, captando uma vibração ultra-sónica e convertendo-a numa oscilação eléctrica. I r[3]

O elemento ativo é o coração do transdutor, uma vez que converte a energia eléctrica em energia acústica e vice-versa. O elemento ativo é basicamente um pedaço de material polarizado (ou seja, algumas partes da molécula têm carga positiva, enquanto outras partes da molécula têm carga negativa) com eléctrodos ligados a duas das suas faces opostas. O elemento ativo da maioria dos transdutores acústicos utilizados atualmente é uma cerâmica piezoeléctrica, que pode ser cortada de várias formas para produzir diferentes modos de onda.

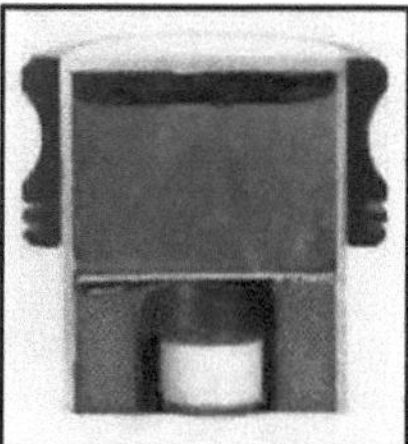

Fig 3: Imagem de um transdutor de baixa frequência seccionado, mostrando um grande elemento cerâmico piezoelétrico

Antes do advento das cerâmicas piezoeléctricas no início dos anos 50, eram utilizados principalmente cristais piezoeléctricos feitos de cristais de quartzo e materiais magnetostrictivos. O elemento ativo é ainda por vezes referido como o cristal. A primeira piezocerâmica de uso geral foi o titanato de bário, a que se seguiram, nos anos 60, as composições de titanato de zirconato de chumbo, que são atualmente as cerâmicas mais utilizadas no fabrico de transdutores. Novos materiais, como os piezopolímeros e os compósitos, estão também a ser utilizados em algumas aplicações.

Mecanismo de ação dos dispositivos piezoeléctricos:

As ondas ultra-sónicas são ondas mecânicas que, devido ao fenómeno de agitação, podem induzir a desorganização e a fragmentação de diferentes corpos. As vibrações ultra-sónicas permitem facilmente a segmentação de interfaces sólido-sólido por meio de vibrações distintas, e sólido-líquido por meio de cavitação. Estes dois conceitos constituem a base da tecnologia de piezocirurgia utilizada atualmente no domínio dentário. [ ][3]

O efeito de cavitação da cirurgia piezoeléctrica é crucial na cirurgia óssea. [5] O termo cavitação descreve o processo de vaporização, formação de bolhas e subsequente implosão em muitas fracções do seu tamanho original, que ocorre devido à diminuição da pressão em resultado da vibração ultra-sónica. Quando a pressão aumenta, os vazios implodem e podem gerar uma intensa onda de choque. [24,25] É a formação e a implosão imediata de cavidades dentro de um líquido (ou seja, pequenas zonas livres de líquido,= bolhas'). Estas bolhas formam-se como consequência das forças que actuam sobre um líquido. Ocorre tipicamente quando um líquido é sujeito a uma rápida mudança de pressão, levando à formação de cavidades dentro do líquido onde a pressão é relativamente baixa.[15] O efeito de cavitação necessita de uma baixa pressão de vapor da ponta oscilante. Este efeito mantém a temperatura do osso, lava os detritos, regula a hemostase e limpa o campo através do rebentamento de bolhas de água sob alta pressão. Isto provoca a erosão e a limpeza da crista óssea. A partir de agora, aumenta a visibilidade e a facilidade de utilização. [24,26] O fenómeno de cavitação ajuda a manter uma boa visibilidade no campo operatório, dispersando um fluido refrigerante como um aerossol que faz com que o sangue seja essencialmente lavado. Além disso, o efeito de cavitação provocará hemostase, o que resulta numa cirurgia sem sangue.[15] A cavitação também ilustra uma propriedade antibacteriana que ajuda a obter uma elevada previsibilidade e baixa morbilidade na cirurgia óssea. A propriedade antibacteriana é atribuída à fragmentação da parede celular bacteriana.[24] Walmsley et al. sugeriu que o efeito da cavitação fragmenta as paredes celulares das bactérias e, por conseguinte, tem uma eficácia antibacteriana.[27]

Características do corte por ultra-sons:

Tendo conhecido em pormenor a mecânica da piezoeletricidade e o mecanismo dos dispositivos piezoeléctricos, as principais considerações clínicas do corte piezoelétrico podem ser enumeradas da seguinte forma:

Corte micrométrico: Corte ósseo preciso acompanhado de elevada sensibilidade tátil

A piezocirurgia corta tecidos mineralizados com micro precisão. O corte é efectuado por microvibrações mecânicas numa gama linear de aproximadamente 80μm e uma frequência de 30.000 vezes por segundo. Uma onda sonora é sobremodulada nesta frequência de base, o que gera uma ação de martelagem com muito pouco calor, porque a energia mecânica necessária para produzir as microvibrações é muito baixa. Esta ação, juntamente com o jato de água, facilita a remoção dos resíduos ósseos. As osteotomias piezoeléctricas são fáceis de criar, mas é importante reconhecer que a técnica e o manuseamento dos instrumentos são diferentes da técnica que utiliza uma peça de mão tradicional com instrumentos rotativos. A pastilha de piezocirurgia é aplicada no osso com um movimento relativamente ligeiro, semelhante à precisão suave utilizada para desenhar uma imagem. Não é necessária uma grande pressão ou força.

De facto, a pressão aplicada pelo cirurgião à peça de mão de piezocirurgia é muito inferior à pressão normalmente aplicada a uma peça de mão do tipo rotativo ou oscilante, que utiliza macrovibrações mecânicas para o corte. Esta caraterística proporciona um controlo máximo durante a cirurgia e torna esta técnica única, especialmente em áreas com anatomia delicada. [30]

Corte seletivo: Corte de ossos sem risco de danificar os tecidos moles adjacentes As microvibrações ultra-sónicas Piezosurgery são de baixa frequência e selectivas para cortar apenas tecido mineralizado. Estas microvibrações são fisicamente incapazes de cortar tecidos moles. Claramente, o benefício mais significativo demonstrado pelo corte seletivo piezocirúrgico é a capacidade de preservar a integridade dos tecidos moles, tais como o nervo alveolar, o nervo infra-orbital, a membrana do seio maxilar e a dura-máter, enquanto corta eficazmente o tecido mineralizado (osso) na proximidade destes tecidos.[30]

Cavitação: Para máxima visibilidade intra-operatória e elevada previsibilidade
A piezocirurgia cria um campo cirúrgico sem sangue durante o corte devido ao seu efeito de cavitação. A cavitação é o fenómeno físico que, do ponto de vista clínico, ocorre com a nebulização da solução salina. A ligeira pressão hidropneumática aplicada pela piezocirurgia pára temporariamente a hemorragia dos tecidos duros e moles. É importante que a bomba de líquido esteja a fluir adequadamente e que a ação de corte

seja intermitente para manter a microcirculação superficial ótica, especialmente em procedimentos cirúrgicos longos. A perfusão dos tecidos é retomada pouco depois de o corte ser interrompido. [l', ol]

Mínimo stress cirúrgico: Excelente cicatrização dos tecidos

Estudos clínicos que compararam a cirurgia óssea piezoeléctrica com instrumentos rotativos tradicionais para extração de terceiros molares e cirurgia periodontal relataram uma melhor recuperação e menos sintomas pós-operatórios nas pessoas tratadas com piezocirurgia. A cicatrização pós-operatória após a cirurgia óssea piezoeléctrica é caracterizada por um inchaço mínimo e pouca hemorragia e a morbilidade pós-operatória é menor em comparação com as técnicas tradicionais. O tecido gengival é tipicamente de cor clara quando comparado com a aparência do gel autógeno de plasma rico em plaquetas][30]

Assepsia: Água esterilizada

O ambiente de água estéril durante as osteotomias intra-orais piezoeléctricas é isento de contaminação, proporcionando assim uma melhor assepsia.

EQUIPAMENTO

Em 1997, a Mectron e Tomaso Vercellotti desenvolveram a ideia da cirurgia óssea piezoeléctrica. O principal avanço tecnológico foi a adaptação do movimento dos ultra-sons para o corte dos ossos. A Mectron produziu o primeiro protótipo de dispositivo para cirurgia óssea piezoeléctrica, com o qual foram realizados os primeiros tratamentos de extração. Em 1999, Tomaso Vercellotti desenvolveu o primeiro modelo de aparelhos piezoeléctricos e introduziu o nome PIEZOSURGERY® para o novo método. Os dispositivos piezoeléctricos são geralmente designados por= Piezosurgery' em referência ao primeiro modelo.[1]

Quando a Mectron introduziu a PIEZOSURGERY® em 2001, a tecnologia foi revolucionária para a cirurgia óssea: um dispositivo que proporcionava precisão, segurança, ergonomia perfeita e a mais elevada qualidade aos cirurgiões de todo o mundo. A Mectron também desenvolveu a segunda geração do dispositivo de piezocirurgia em 2004, que era mais potente do que o dispositivo anterior. No ano de 2009, foi introduzido o dispositivo de piezocirurgia de 3ª geração.[1] A nova tecnologia tornou-se imediatamente a mais avançada para dispositivos de cirurgia óssea. A tecnologia foi melhorada nos anos seguintes - com um forte enfoque na ergonomia. O resultado: dois dispositivos que oferecem um equilíbrio perfeito entre desempenho de corte e segurança - PIEZOSURGERY® *touch* e o novo PIEZOSURGERY® *white.* O Piezosurgery® touch e o Piezosurgery® white são já a quarta e quinta geração do Piezosurgery.

UNIDADE BÁSICA

A unidade básica dos dispositivos piezoeléctricos consiste tipicamente em [36]

1. A caixa esterilizada
2. Controlo
3. A chave dinamométrica
4. O líquido
5. A bomba peristáltica
6. Um dispositivo de mão [peça de mão]
7. Um pedal/interrutor que está ligado à unidade de alimentação principal.

A caixa esterilizada

A Sterile Box contém todo o equipamento necessário para a cirurgia com o sistema

Piezosurgery.

Controlo

O comando do aparelho de piezocirurgia é efectuado exclusivamente através do teclado. Existem dois programas básicos, -BONEII e -ROOTII. O aparelho dispõe de um visor que permite ao operador selecionar o modo de funcionamento BONE ou ROOT. No modo de corte BONE é possível adaptar a potência a qualquer um dos quatro níveis e é utilizado para cortar osso com selecções específicas para o tipo e densidade do osso. O modo ROOT é utilizado para modelar, desbastar e alisar as superfícies radiculares (tanto externas: periodontais como internas: endodônticas).[31]

1. Osso Modo de funcionamento: [30]

Osso cortical:

A baixa frequência ultra-sónica básica (30 kHz) é sobremodulada por ondas sonoras para cortar e remover pequenos fragmentos de osso cortical.

Osso esponjoso:

A baixa frequência ultra-sónica é sobremodulada por ondas sonoras mais lentas do que as do osso cortical, o que é melhor para cortar e remover fragmentos de osso esponjoso.

2. Modo de funcionamento da raiz:[30]

Cirurgia periodontal:

A baixa frequência ultra-sónica sem sobremodulação é definida num nível de potência ideal para destartarização, desbridamento e alisamento radicular.

Cirurgia endodôntica:

A frequência ultra-sónica é definida num nível de potência ideal para o desbridamento retrocanal e intracanal após o tratamento do canal radicular.

Dispõe de um sistema de feedback automático para o controlo constante da potência dos ultra-sons, que pode ser ajustado em caso de necessidade. Com este sistema, quaisquer interferências presentes na unidade, na peça de mão ou na eletrónica são reconhecidas e destacadas no visor. A função -cleanll é activada premindo um botão e, consequentemente, o pedal, para iniciar o ciclo de limpeza dos tubos da unidade.[28]

O painel de controlo do dispositivo é composto por apenas 4 botões, o que o torna fácil e económico. A velocidade e a irrigação podem ser controladas pelos botões (-) e (+) presentes no painel de controlo.

A chave dinamométrica ıı[36]

As pontas de inserção são apertadas na peça de mão com a chave dinamométrica, aplicando uma força pré-definida para obter uma transmissão de energia óptima.

O líquido

O líquido é retirado de um saco pendurado na haste fornecida. O dispositivo tem um suporte para a peça de mão e contém fluidos de irrigação que criam um jato ajustável de 0-60 ml/minuto através de uma bomba peristáltica. Remove os detritos da área de corte e assegura um corte preciso. Também mantém uma área de operação livre de sangue devido ao efeito de cavitação do fluido de irrigação, e também dá maior visibilidade. Durante todo o procedimento, o fluxo de irrigação é contínuo e assegurado por um controlo de segurança interno.[1] Todas as partes da unidade através das quais o líquido passa, incluindo o cabo da peça de mão e a própria peça de mão, são totalmente esterilizáveis.

A bomba peristáltica

A bomba peristáltica serve para arrefecer com um jato de solução que sai do inserto com um fluxo ajustável de 0 - 60 ml/min e remove os detritos da área de corte. Para o efeito de arrefecimento, a solução é refrigerada a 40^0 C. A quantidade de líquido pode ser ajustada utilizando os botões contínuos - e +.[33]

A peça de mão

A peça de mão está ligada de forma permanente ao cabo da peça de mão e é esterilizada juntamente com esta. Cada unidade Piezosurgery é fornecida com duas peças de mão.

Do ponto de vista clínico, o sistema de piezocirurgia oferece três níveis de potência diferentes:

- *modo baixo* indicado para limpeza endocanal apical, em cirurgia ortodôntica;
- *modo elevado,* útil para limpar e alisar a superfície radicular;

- *modo impulsionado,* indicado em cirurgia óssea, na realização de osteotomia e osteoplastia.

Ao utilizar a peça de mão piezocirúrgica, deve ter o cuidado de não aplicar demasiada carga ou pressão.

O pedal

A peça de mão é controlada por um pedal com definições que podem ser ajustadas na unidade de base.

DESENHOS DE INSERÇÃO

Os graus de precisão, previsibilidade e resultado do tratamento de qualquer procedimento cirúrgico dependem da conceção do armamento e da técnica utilizada. A ação mecânica de corte do osso ocorre graças às microvibrações lineares das pastilhas com a gama variável de 20 a 80 µm, dependendo da eficiência.

Existem inserções de diferentes formas que correspondem a diferentes aplicações e que podem ser aparafusadas na peça de mão.

As pastilhas de piezocirurgia são classificadas com base nas suas características funcionais e clínicas.

1. **Classificação funcional:**

A) Afiado:

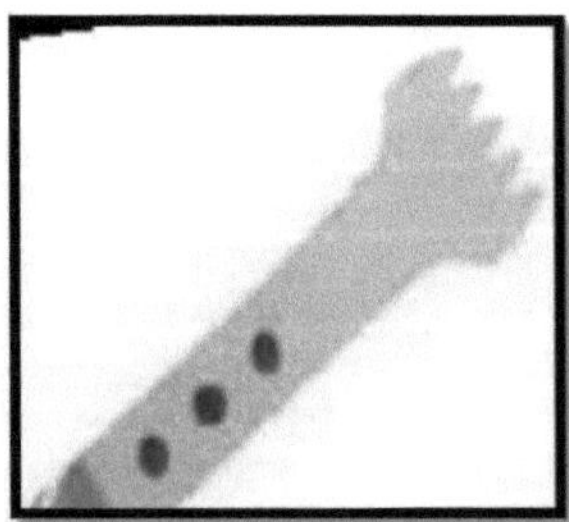

Fig. 4: Nítido

A extremidade afiada dos instrumentos permite um corte suave e eficaz no tecido mineralizado. São úteis em procedimentos de osteotomia, como a preparação do local do implante, osteoplastia e outras técnicas cirúrgicas que requerem um corte fino e bem definido.

São fabricados em aço nitreto de titânio e têm uma cor dourada.

Ex: N.º de desenho: OT-7, EX1, OP-3, IM2A e IM3P

B) Alisamento:

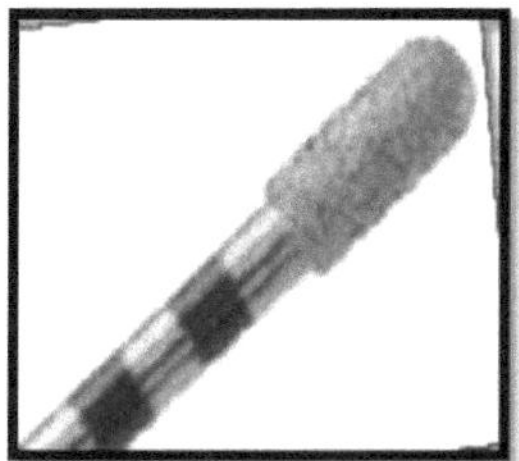

Fig 5: Suavização

Estas pastilhas de nitreto de titânio têm um revestimento de superfície de diamante que permite um trabalho preciso e controlado nas estruturas ósseas para obter a forma óssea final. A sua granulometria diferente produz uma ação de alisamento que é geralmente utilizada para completar o corte junto aos tecidos moles. São úteis para preparar estruturas difíceis e delicadas, tais como

janela do seio ou acesso ao nervo.

São de cor dourada.

Por exemplo: N.º de projeto: OT5, OT-1, OT-4 e OP-4

C) Sem corte

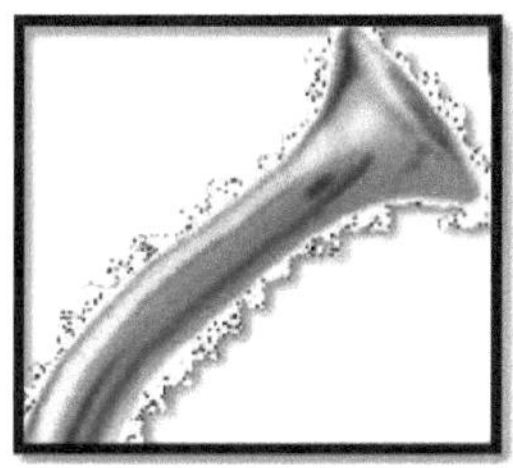

Fig 6: Sem corte

Estas inserções de aço colorido são caracterizadas por extremidades arredondadas e são geralmente utilizadas para refinar o corte em contacto com os tecidos moles. Estas pontas fazem maravilhas na elevação atraumática da membrana sinusal para procedimentos de enxerto.

2. Classificação clínica:

OT: O código de identificação das inserções utilizadas para efetuar osteotomia é OT seguido de um número.

OP: O código de identificação das inserções utilizadas para efetuar osteoplastia é OP seguido de um número.

EX: O código de identificação das pastilhas utilizadas para efetuar a extração é EX seguido de um número.

IM: O código de identificação dos insertos utilizados para efetuar a preparação do local do implante é IM seguido de um número.

A classificação clínica inclui as inserções de acordo com a técnica cirúrgica básica como osteotomia, osteoplastia, extração.

1. Osteotomia (OT)- OT1 - OT2 - OT3 - OT4 - OT5 -OT6 -OT7 - OT7S4 - OT7S3 - OT8R/L
2. Osteoplastia (OP)- OP1 - OP2 - OP3 - OP4 - OP5 -OP6 -OP7
3. Extração (EX) - EX1 - EX2 - EX3
4. Preparação do local do implante (IM)- IM1 (OP5) - IM2A -IM2P OT4 - IM3A-IM3P
5. Cirurgia periodontal (PS) - PS2-OP5-OP3-OP3A- Pp1
6. Cirurgia endodôntica (EN) - OP3-PS2-EN1-EN2-OP7
7. Elevação do seio - OP3-OT1 (Op5)- EL1 - EL2 - EL3
8. Expansão de cumeeira - OT7 - OT7S4 - OP5 (IM1) - IM2 -OT4 -Im3
9. Enxerto ósseo - OT7 - OT7S4 - OP1 - Op5
10. Microcirurgia ortodôntica - OT7S4 - OT7S3

As inserções para osteotomia básica, osteoplastia e técnicas de extração são utilizadas em combinação umas com as outras para diferentes protocolos cirúrgicos.[32]

Cor da ponta de inserção:

As pontas de inserção estão codificadas por cores, consoante se trate de ouro ou aço.

As pontas de inserção de ouro são utilizadas para tratar o osso. É obtida através da aplicação de um revestimento de nitreto de titânio para melhorar a dureza da superfície, o que aumenta ainda mais a longevidade da ponta de inserção.

O aço é utilizado para tratar tecidos moles ou estruturas delicadas, como as raízes dos dentes.

Controlo de qualidade:

<u>Precisão:</u>

Uma máquina de afiar a 5 dimensões controlada por CNC corta com uma precisão de até 0,1 μm.

Todo o processo de corte para uma única ponta de inserção dura até 12 minutos.

Revestimento:

i. Revestimento de diamante:

   Dependendo da indicação, as pastilhas são revestidas com diamantes especialmente seleccionados. A granulometria do corte do diamante é adaptada ao respetivo tratamento.

ii. Revestimento de nitreto de titânio:

   Um revestimento de nitreto de titânio, aplicado às pastilhas que tratam o osso, aumenta a dureza da superfície, evita a corrosão e, por conseguinte, aumenta a vida útil.

Rotulagem:

Cada inserção é etiquetada suavemente por um laser.

Controlo de qualidade:

Cada inserção é verificada em pormenor antes de obter um OK para venda.

As características de corte da piezocirurgia dependem do grau de mineralização do osso, da sua densidade, do desenho da inserção e da pressão aplicada na peça de mão. A frequência das vibrações ultra-sónicas (Hz), o nível de potência (W) e a pulverização de água são três definições ajustáveis que devem ser definidas de acordo com o procedimento pretendido.[1]

O tamanho e a forma das pastilhas, bem como o objetivo das mesmas, determinam o nível de potência necessário. Por exemplo: uma pastilha em forma de serra utilizada para cortar osso altamente mineralizado, utiliza um elevado nível de potência. [1]

A pressão exercida pela peça de mão está inversamente relacionada com a temperatura do osso e, por conseguinte, as pastilhas devem ser movidas continuamente para trás e para a frente a uma velocidade elevada com uma pressão mínima. Para atingir a profundidade máxima, são necessários 150 gms de carga. Uma pressão excessiva diminui as oscilações e, consequentemente, a capacidade de corte.

TABELA.2: SÃO ENUMERADAS ABAIXO VÁRIAS PONTAS DE INSERÇÃO E RESPECTIVAS INDICAÇÕES 3[161]

Sinus lift technique	Ridge Expansion	Corticotomy Technique	Bone Block Grafting	Bone Chip Grafting	Apicectomy And retro Surgical
Standard	Standard	Standard	Standard	Standard	Standard
OP3	OT7	OT2	OT7	OP3	OP3
OT1	OT4	OT7	OT8R	OP1	PS2
EL 1	OP5	OT7A	OT8L	Optional	EN1
Optional	Optional	OT7S-4	OP5	OP2	EN2
OT1A	OT2	OT7S-3	Optional	OP3A	EN 3
OT5	OT7A		OT6		EN 4
OT5A	OT7S-4		OT7A		EN5R
OT5B	OT7S-3		OT7S-4		EN5L
El2			OT7S-3		EN6R
El3					EN6L, OP7

Implant site Preparation	Osteotomy Close to nerves	Extractions	Bone modelling	Root Scaling And Planing	Periodontal Surgery
Standard	Standard	Standard	Standard	Standard	Standard
IM1	OT1	EX 1	OP7	PS2	PS2
IM2A	OT5	EX 2	OP8R	OP5	OP5
IM2P		EX 3	OP8L	PP1	OP3
OT4		PS2	OP5		PP1
IM3A			Optional	Optional	Optional
IM3P			OT6	PS1	OP2
IM4A			OT7A	PS6	OP3A
IM4P			OT7S-4	PP10	OP4
Optional			OT7S-3	PP11	OP6
IP2-3				PP12	OP6A
IP3-4					
PIN IM1					
PIN 2-2.4					

O kit Basic e o kit Sinus Lift são fornecidos como kits regulares pela Mectron aquando da compra.

Os kits Basic, Sinus Lift e outros disponíveis são os seguintes

a. Kit básico

Equipado com:

- 1 inserir OT 7
- 1 inserir OT 2
- 1 inserção EX1
- 1 inserção OP1
- 1 inserção OP3
- 1 tabuleiro de inserção

b. Kit de elevação do seio

Equipado com:

- 1 inserção OT 1
- 1 inserir OT 5
- 1 inserção EL 1
- 1 inserção EL 2
- 1 inserção EL 3
- 1 tabuleiro de inserção

c. Kit de preparação de implantes

Equipado com:

- 1 inserção IM1
- 1 inserção IM2A
- 1 inserção IM2P
- 1 inserção IM3A
- 1 inserção IM3P
- 1 inserir OT 4
- 2 tabuleiros de inserção

d. Kit de preparação de implantes Pro

Equipado com:

- 1 inserção IM1
- 1 inserção IM2A

- 1 inserção IM2P
- 1 inserção IM3A
- 1 inserção IM3P
- 1 inserir OT 4
- 1 inserção IM4A
- 1 inserção IM4P
- 1 inserção IP2-3
- 1 inserção IP3-4
- 3 pinos IM1
- 3 pinos 2-2,4
- 2 tabuleiros de inserção

e. Kit de osteotomia

Equipado com:

- 1 inserir OT 7
- 1 inserção OT 7S-4
- 1 inserção OT 7S-3
- 1 inserção OT 8R
- 1 inserção OT 8L
- 1 tabuleiro de inserção

f. Kit periodontal

Equipado com:

- 1 inserção PS2
- 1 inserção OP5
- 1 inserção PP1
- 1 inserção OP3
- 1 inserção OP3A
- 1 tabuleiro de inserção

g. Kit de extração

Equipado com:

- 1 inserção EX1
- 1 inserção EX2
- 1 inserção EX3
- 1 inserção PS2
- 1 inserção PS6

- 1 tabuleiro de inserção

h. Kit cirúrgico retro

Equipado com:

- 1 inserção OP7
- 1 inserção PT 1
- 1 inserção PT 3
- 1 inserção PT 5R
- 1 inserção PT 5L
- 1 tabuleiro de inserção

i. Kits de expansão óssea

Kit de expansão óssea

Equipado com:

- 1 expansor de cada tipo
- 1 ADM8

Kit de expansão óssea pro

Equipado com:

- 1 expansor de cada tipo
- 1 ADM8
- 1 ADR16
- 1ADR7
- 1 roquete

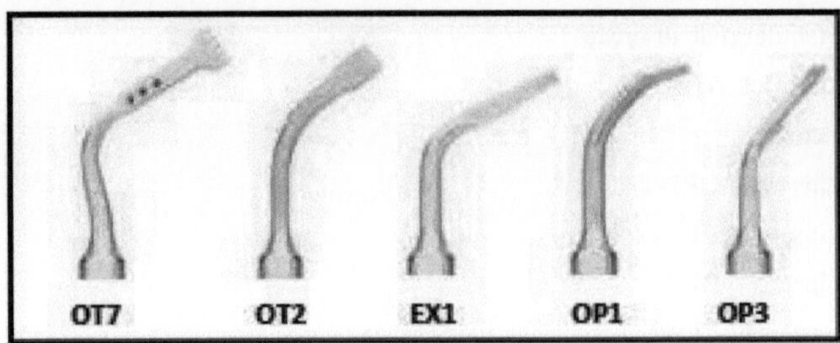

Fig 7: Kit básico

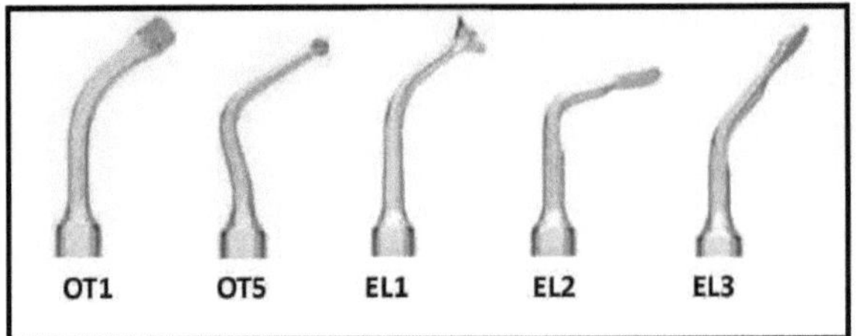

Fig 8: Kit de elevação do seio maxilar

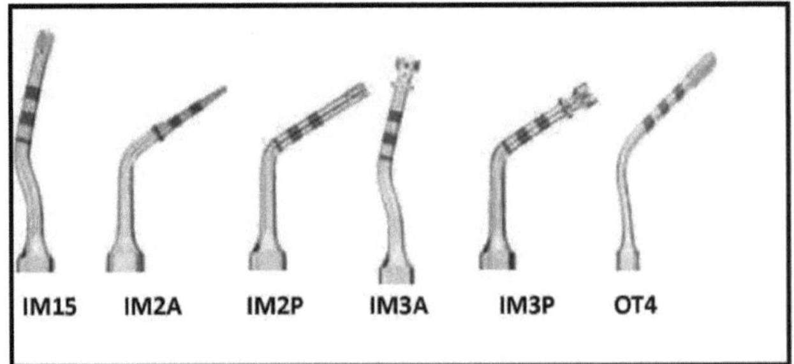

Fig 9: Kit de preparação do implante

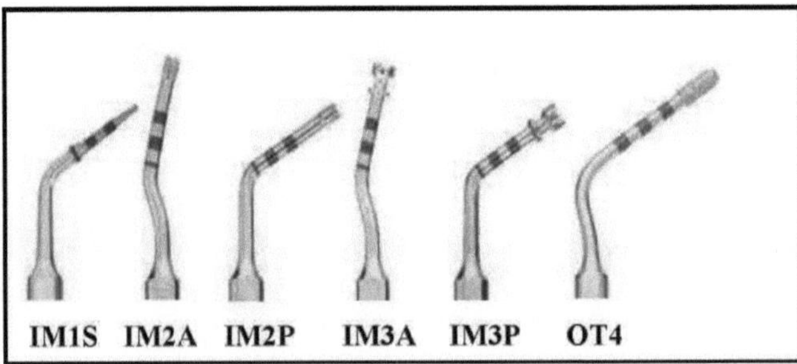

Fig 10: Kit de preparação de implantes *Pro*

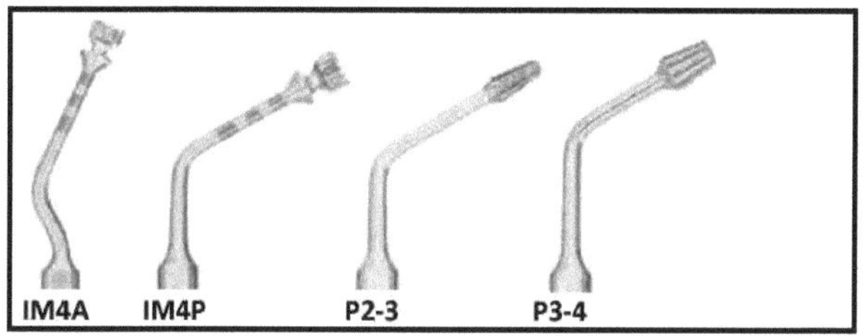

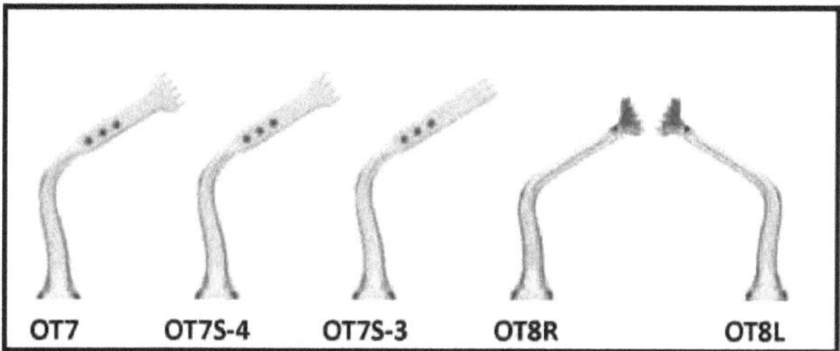

Fig. 11: Kit de osteotomia

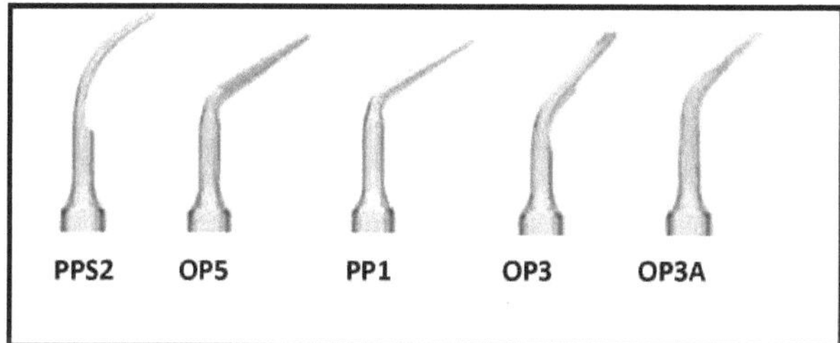

Fig 12: Kit periodontal

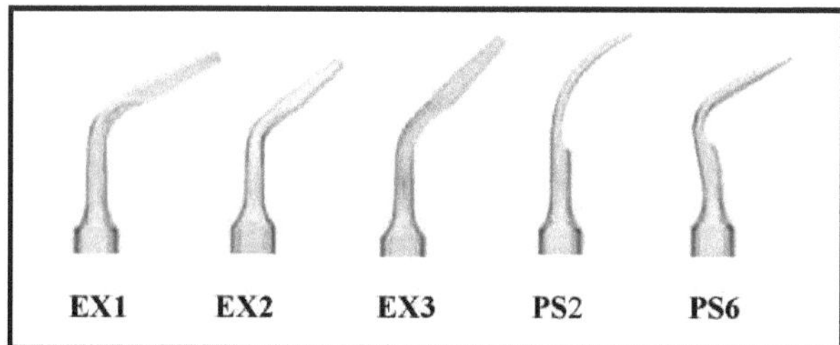

Fig. 13: Kit de extração

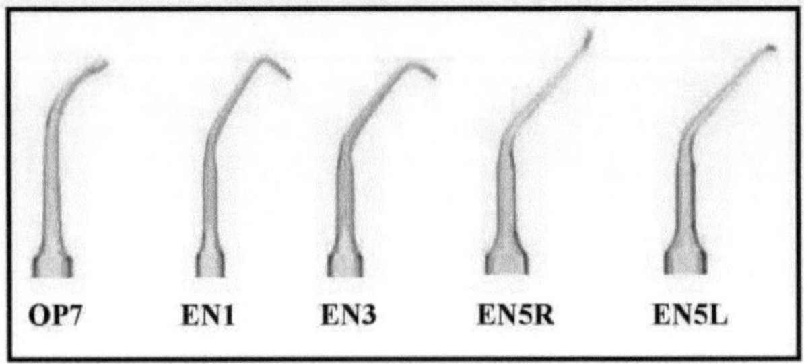

Fig 14: Kit cirúrgico retro

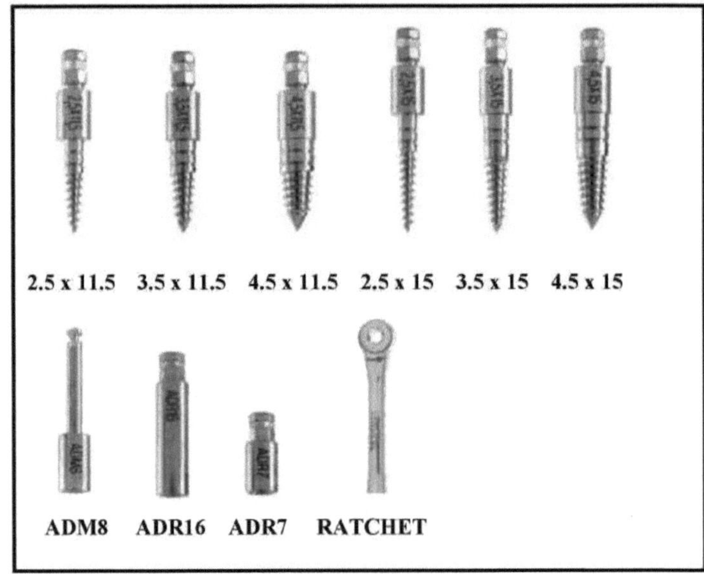

Fig 15: Kit de expansão óssea

Tabela 2.1: As várias pastilhas de corte são explicadas da seguinte forma, com base na sua ação de corte, na aplicação clínica e nas suas definições de modo e potência:

Sr. No	Name	Cutting Action	Clinical Application	Mode	Power
1	IM1 (initial implant site preparation insert)	bone perforation	initial pilot osteotomy in the maxilla	Piezosurgery® 3 Implant Piezosurgery® II Bone Piezosurgery® Boosted	Implant 1 C
2	Alignment pins (PIN IM1 – PIN 2-2.4)	Alignment pins, dedicated to IM 1, IM2 (Ø 2), OT 4 (Ø 2.4)	To check preparation axis alignment		
3	IM2A (2 mm Ø implant site preparation insert)	bone perforation	pilot osteotomy in anterior region (in the maxilla)	Piezosurgery® 3 Implant Piezosurgery® II Bone Piezosurgery® Boosted	Implant 1 C
4	IM2P (2 mm Ø implant site preparation insert)	bone perforation	pilot osteotomy in posterior region (in the maxilla)	Piezosurgery® 3 Implant Piezosurgery® II Bone Piezosurgery® Boosted	Implant 1 C

Sr. No	Name	Cutting Action	Clinical Application	Mode	Power
5	IM3A (3 mm Ø implant site preparation insert)	bone perforation	To enlarge or to finalize the implant site preparation; insert with double irrigation to avoid overheating (in the maxilla)	Piezosurgery® 3 Implant Piezosurgery® II Bone Piezosurgery® Boosted	Implant 1 C
6	IM3P (3 mm Ø implant site preparation insert)	bone perforation	To enlarge or to finalize the implant site preparation; insert with double irrigation to avoid overheating (in the maxilla)	Piezosurgery® 3 Implant Piezosurgery® II Bone Piezosurgery® Boosted	Implant 1 C
7	IM4A (4 mm Ø implant site preparation insert)	bone perforation	To finalize the implant site preparation; insert with double irrigation to avoid overheating (in the maxilla)	Piezosurgery® 3 Implant Piezosurgery® II Bone Piezosurgery® Boosted	Implant 1 C
8	IM4P (4 mm Ø implant site preparation insert)	bone perforation	To finalize the implant site preparation; insert with	Piezosurgery® 3 Implant Piezosurgery® II	Implant

			double irrigation to avoid overheating (in the maxilla)	Bone Piezosurgery® Boosted	1 C
9	IP2-3 (pilot implant site preparation insert)	Micrometric osteotomy	To optimize concentricity of implant site preparation between Ø 2 and Ø 3 mm	Piezosurgery® 3 Implant Piezosurgery® II Bone Piezosurgery® Boosted	Implant 1 C
10	IM3-4 (pilot implant site preparation insert)	Micrometric osteotomy	To optimize concentricity of implant site preparation between Ø 3 and Ø 4 mm	Piezosurgery® 3 Implant Piezosurgery® II Bone Piezosurgery® Boosted	Implant 1 C
11	OT1 (sinus bony window osteotomy insert)	Micrometric osteotomy (about 1 mm)	To finalize osteotomy in proximity of soft tissue (for example: sinus membrane, vessel, alveolar nerve)	Piezosurgery® 3 Bone Piezosurgery® II Bone Piezosurgery® Boosted	Cortical/ Spongious 1 C
12	OT1A (sinus bony window osteotomy insert)	Micrometric osteotomy (about 1 mm)	To finalize the osteotomy in proximity of soft tissue (for example: sinus membrane,	Piezosurgery® 3 Bone Piezosurgery® II Bone Piezosurgery®	Cortical/ Spongious 1 C

			vessel, alveolar nerve)	Boosted	
13	OT2 (basic scalpel)	Osteotomy	Osteotome of great precision in anatomically thin structures (for example, ridge expansion, interdental corticotomies, non traumatic nasal spina)	Piezosurgery® 3 Bone Piezosurgery® II Bone Piezosurgery® Boosted	Cortical/ Spongious 1 C
14	OT3 (saw swallow-tailed osteotome)	Osteotomy	mandibular corticotomy, block harvesting, fragments osteotomy.	Piezosurgery® 3 Bone Piezosurgery® II Bone Piezosurgery® Boosted	Cortical/ Spongious 1 C
15	OT4 (differential implant site preparation insert)	Micrometric osteotomy (about 1 mm)	To correct pilot osteotomy axis, to finalize the implant site preparation close to the alveolar nerve; sinus crestal approach technique	Piezosurgery® 3 Bone Piezosurgery® II Bone Piezosurgery® Boosted	Cortical/ Spongious 1 C
16	OT5 – OT5A – OT5B (osteoplasty and osteotomy	Micrometric osteotomy and osteoplasty	Non-traumatic, to finalize the osteotomy or osteoplasty on	Piezosurgery® 3 Bone Piezosurgery® II	Cortical/ Spongious 1

	insert)		thin bone and/or near delicate anatomic structures.	Bone Piezosurgery® Boosted	C
17	OT6 (bony saw 0.75mm)	High effectiveness osteotomy	Osteotomy of large bone sections during maxillofacial surgery	Piezosurgery® 3 Bone Piezosurgery® II Bone Piezosurgery® Boosted	Cortical/ Spongious 1 C
18	OT7 – OT7A (principal microsaw 0.55 mm)	High effectiveness osteotomy	all the osteotomy technique in maxilla and mandible a. ridge expansion b. corticotomy technique c. bone block grafting	Piezosurgery® 3 Bone Piezosurgery® II Bone Piezosurgery® Boosted	Cortical/ Spongious 1 C
19	OT7S-4 (special microsaw 0.35mm – 4 teeth)	High effectiveness and precision osteotomy	Very thin osteotomy, corticotomy for orthodontic microsurgery technique, root separation in dental extraction technique and periodontal surgery	Piezosurgery® 3 Bone Piezosurgery® II Bone Piezosurgery® Boosted	Special Special C

20	OT7S-3 (special microsaw 0.35mm – 3 teeth)	High precision osteotomy	Very thin and small osteotomy and corticotomy for orthodontic microsurgery technique, root fraction technique for dental extraction maneuver.	Piezosurgery® 3 Bone Piezosurgery® II Bone Piezosurgery® Boosted	Special Special C
21	OT8R (right angled microsaw 0.6 mm)	horizontal osteotomy	all the osteotomy technique in maxilla and mandible, bone block grafting.	Piezosurgery® 3 Bone Piezosurgery® II Bone Piezosurgery® Boosted	Cortical/ Spongious 1 C
22	OT8L (left angled microsaw 0.6mm)	horizontal osteotomy	all the osteotomy technique in maxilla and mandible, bone block grafting.	Piezosurgery® 3 Bone Piezosurgery® II Bone Piezosurgery® Boosted	Cortical/ Spongious 1 C
23	OP1 (scraper)	high efficiency bone osteoplasty	bone remodelling and harvesting of bone chips	Piezosurgery® 3 Bone Piezosurgery® II Bone Piezosurgery® Boosted	Cortical/ Spongious 1 C
24	OP2 (back	osteoplasty	bone osteotomy,	Piezosurgery® 3	

	action scalpel)		remodelling and removal of inflammatory tissue.	Bone Piezosurgery® II Bone Piezosurgery® Boosted	Cortical/ Spongious 1 C
25	OP3-OP3A (principal osteotomy insert)	universal osteoplasty	peripheral osteoplasty, crown lengthening, bone chips harvesting, removal of inflammatory tissue (cyst, etc)	Piezosurgery® 3 Bone Piezosurgery® II Bone Piezosurgery® Boosted	Cortical/ Spongious 1 C
26	OP4 (crown lengthening file)	micro-osteoplasty	interproximal osteoplasty, and root planing	Piezosurgery® 3 Bone Piezosurgery® II Bone Piezosurgery® Boosted	Cortical/ Spongious 1 C
27	OP5 (root debridement insert)	scaling and micro-debridement	root debridement and root planing during resective and regenerative periodontal therapy.	Piezosurgery® 3 Root Piezosurgery® II Root Piezosurgery® High	Perio Perio 2-3
28	OP6 – OP6A (micro root preparation)	micro root preparation	root preparation in periodontal surgery	Piezosurgery® 3 Root Piezosurgery® II	Perio

				Root Piezosurgery® High	Perio 2-3
29	OP7 (endodontic osteotomy insert)	micro-osteoplasty	peri-apical maxillary bone osteotomy access, inflammatory tissue removal.	Piezosurgery® 3 Bone Piezosurgery® II Bone Piezosurgery® Boosted	Cortical/ Spongious 1 C
30	EL1 (sinus membrane separator)	Schneiderain membrane separation from bony walls	separation of the sinus membrane, 2mm around the frame of bony window.	Piezosurgery® 3 Root Piezosurgery® II Root Piezosurgery® Low	Endo Endo 1
31	EL2 (sinus membrane separator angled at 105°)	non cutting elevator of the sinus membrane	separation of the sinus membrane in internal zones.	Piezosurgery® 3 Root Piezosurgery® II Root Piezosurgery® Low	Endo Endo 1
32	EL3 (sinus membrane separator angled at 130°)	non cutting elevator of the sinus membrane	separation of the sinus membrane in internal zones.	Piezosurgery® 3 Root Piezosurgery® II Root Piezosurgery® Low	Endo Endo 1
33	EN1 (diamond	efficient	apical root	Piezosurgery® 3	

	coated endo apical debrider 3 mm)	canal cleaning	debridement	Root Piezosurgery® II Root Piezosurgery® Low	Endo Endo 1
34	EN2 (smooth endo apical debrider 3 mm)	gentle canal cleaning	gentle apical root debridement	Piezosurgery® 3 Root Piezosurgery® II Root Piezosurgery® Low	Endo Endo 1
35	EN3 (diamond coated endo apical debrider 2.2 mm)	efficient canal cleaning	apical root debridement	Piezosurgery® 3 Root Piezosurgery® II Root Piezosurgery® Low	Endo Endo 1
36	EN4 (smooth endo apical debrider 2.2 mm)	gentle canal cleaning	gentle apical root debridement	Piezosurgery® 3 Root Piezosurgery® II Root Piezosurgery® Low	Endo Endo 1
37	EN5R (right-angled diamond coated endo apical debrider 2.2 mm)	efficient canal cleaning	apical root debridement	Piezosurgery® 3 Root Piezosurgery® II Root Piezosurgery®	Endo Endo

				Low	1
38	EN5L (left-angled diamond coated endo apical debrider 2.2 mm)	efficient canal cleaning	apical root debridement	Piezosurgery® 3 Root Piezosurgery® II Root Piezosurgery® Low	Endo Endo 1
39	EL6R (right-angled diamond coated endo apical debrider 2.2 mm)	efficient canal cleaning	apical root debridement	Piezosurgery® 3 Root Piezosurgery® II Root Piezosurgery® Low	Endo Endo 1
40	EL6L (left-angled smooth endo apical debrider 2.2 mm)	efficient canal cleaning	apical root debridement	Piezosurgery® 3 Root Piezosurgery® II Root Piezosurgery® Low	Endo Endo 1
41	EX1 (principal extraction scalpel)	root osteoplasty	to cut off ankyloses, root fraction techniques	Piezosurgery® 3 Bone Piezosurgery® II Bone Piezosurgery® Boosted	Cortical/ Spongious 1 C
42	EX2 – EX3 (angled extraction	root osteoplasty	analogue to EX1 in posterior region	Piezosurgery® 3 Bone Piezosurgery® II	Cortical/ Spongious

	scalpel)			Bone Piezosurgery® Boosted	1 C
43	PS1 (periodontal curette)	gentle scaling	root scaling	Piezosurgery® 3 Root Piezosurgery® II Root Piezosurgery® High	Perio Perio 2-3
44	PS2 (principal periodontal scaler)	powerful scaling	scaling and inflammatory tissue removal fractured root apex extraction	Piezosurgery® 3 Root Piezosurgery® II Root Piezosurgery® High	Perio Perio 2-3
45	PS6 (angled curette)	gentle scaling	root scaling	Piezosurgery® 3 Root Piezosurgery® II Root Piezosurgery® High	Perio Perio 2-3
46	PP1 (principal root planing insert)	root surface micro - smoothening	root planing	Piezosurgery® 3 Root Piezosurgery® II Root Piezosurgery® High	Perio Perio 2-3
47	PP10 (gentle	root surface	gentle	Piezosurgery® 3	

	perio anatomic insert)	micro - smoothening	subgingival concrements removal	Root Piezosurgery® II Root Piezosurgery® High	Perio Perio 2-3
48	PP11 – PP12 (left and right angled gentle perio anatomic insert)	root surface micro - smoothening	gentle subgingival concrements removal	Piezosurgery® 3 Root Piezosurgery® II Root Piezosurgery® High	Perio Perio 2-3

ESTRUTURA DO DISPOSITIVO ULTRA-SÓNICO PARA PERFURAÇÃO ÓSSEA

Como descrito na secção anterior, o dispositivo piezoelétrico fabricado pela Mectron é composto por um sistema de osteótomo ultrassónico com bomba peristáltica para irrigação. A unidade de base está ligada a uma peça de mão que aloja um transdutor piezoelétrico ultrassónico capaz de acionar uma gama de inserções de corte para vários procedimentos cirúrgicos. Para ultrapassar as limitações encontradas na implantação oral quando se utilizam ferramentas rotativas convencionais, foi concebida uma nova pastilha de corte.

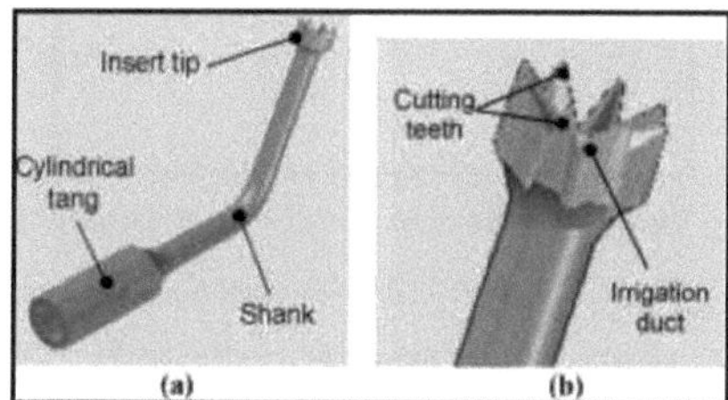

Fig. 16: ilustra a inserção criada para efetuar furos no osso.

A pastilha é composta por uma ponta cilíndrica através da qual a pastilha é aparafusada ao transdutor, uma haste de menor diâmetro com uma secção média curva e a ponta. Como ilustrado na Fig. 4.10 (b), oito dentes cortantes dispostos numa configuração circular são formados na ponta da pastilha para facilitar a aderência entre a pastilha e o osso. Foi incorporada na pastilha uma conduta que termina num orifício de saída no centro da ponta para permitir que o fluido irrigue e arrefeça diretamente a área de interface entre o tecido ósseo e a parte cortante da ponta. O comprimento da inserção de aço é de cerca de 20 mm, a espessura da haste é de 1,6 mm e o comprimento da secção reta após a curva é de cerca de 10 mm. A geometria particular da pastilha foi escolhida de modo a que o seu modo de funcionamento permitisse ao operador efetuar furos com elevada precisão em locais de difícil acesso.

A) Modelo FE da pastilha de corte [][4]

Foi criado um modelo de EF da pastilha de corte mecanicamente acoplada ao transdutor piezoelétrico ultrassónico utilizando o ABAQ US, um pacote comercial de EF (Simulia, Providence, RI). As formas próprias do sistema transdutor-inserção foram calculadas numericamente através de um passo de frequência. O modo de deflexão nominal do conjunto foi previsto para ocorrer na frequência de 25,6 kHz.

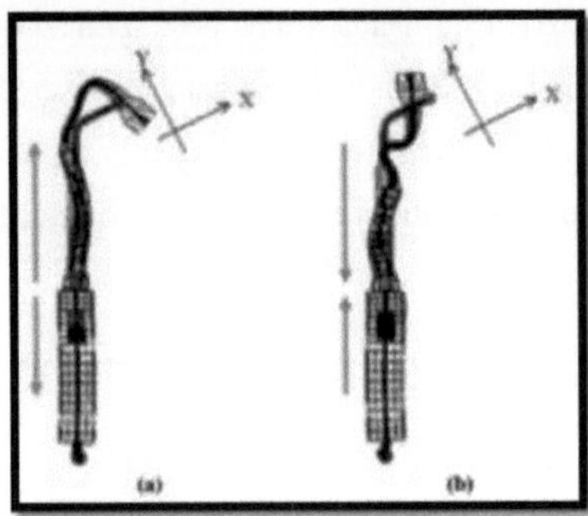

A figura 17 ilustra o modo de vibração longitudinal-flexional do transdutor com inserto mecanicamente acoplado, previsto para *f* = 25 641 Hz. (a) Ciclo de extensão, (b) ciclo de compressão

A amplitude máxima de vibração atingida por este tipo de transdutor situa-se na gama de algumas dezenas de microns. Na figura foi aplicado um fator de amplificação elevado para visualizar a oscilação plana do conjunto. Para apreciar as componentes longitudinais e transversais do movimento vibratório, a malha subformada do sistema foi sobreposta a cada ciclo de vibração da forma modal sintonizada. Foram acrescentadas setas verticais para permitir a identificação das componentes extensional e compressional do ciclo de vibração.

A curvatura da pastilha é responsável pelo seu movimento no plano XY. Tipicamente, o aumento do ângulo de curvatura da inserção resulta num aumento da componente de oscilação de flexão e numa consequente diminuição do movimento longitudinal do conjunto sintonizado. Foi selecionada uma inclinação de cerca de 70° para a inserção investigada, de modo a cumprir os requisitos cirúrgicos, tais como a acessibilidade dos locais de operação, que de outro modo seriam inacessíveis utilizando inserções rectas. A oscilação de flexão resultante prevista para a ponta da pastilha é responsável pelo corte. Foi incorporada uma pequena flange na inserção como forma de manter a inclinação correcta da ponta durante a preparação dos orifícios e de indicar o nível de penetração óssea nos locais dos implantes. Assim, foi também criado um modelo de EF do transdutor e da inserção anexa com a flange incorporada. A forma modal e a frequência ressonante do modo de funcionamento calculado para este conjunto são apresentadas na Fig. 14.12.

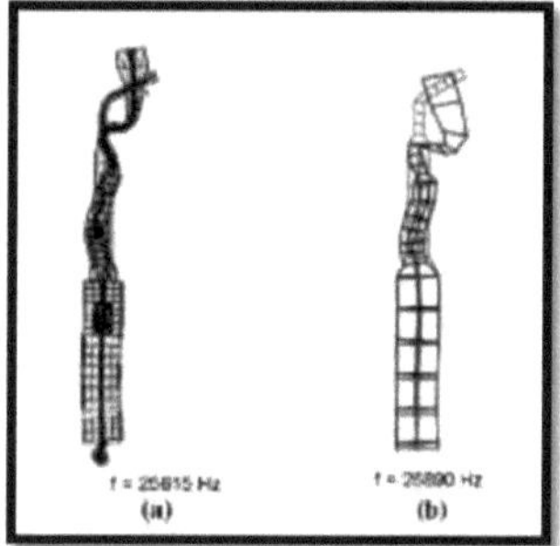

Fig.18: (a) Dados modais do sistema com flange em compressão axial por EF, (b) por EMA

As previsões modais não revelaram variações significativas em termos de frequência sintonizada e forma modal entre os modelos com e sem o flange. O impacto modal negligenciável do flange adicionado deveu-se à sua pequena dimensão (cerca de 2 mm de diâmetro e menos de 1 mm de espessura) relativamente ao sistema completo.

B. Validação experimental

Para validar o comportamento dinâmico previsto pela FE, o inserto com flange foi fabricado e montado no transdutor ultrassónico. Subsequentemente, foi realizada uma análise modal experimental de todo o sistema para extrair os parâmetros modais do dispositivo e validar as previsões de EF, nas quais:

1) O conjunto ultrassónico foi excitado a baixa potência (5 V) utilizando um sinal elétrico de excitação aleatória criado através de um analisador Quattro da Data Physics Corp. Quattro (San Jose, CA) numa gama de frequências entre 0 e 50 kHz;

2) As respostas em termos de velocidade de vibração do dispositivo foram medidas utilizando um vibrómetro laser 3-D numa grelha de pontos seleccionados na superfície exterior do conjunto, devido à impossibilidade de efetuar medições ópticas nos dentes de corte da pastilha; as medições laser foram efectuadas até ao

alargamento da secção acima da flange da pastilha;

3) Os sinais de entrada e saída adquiridos durante cada medição foram processados de modo a obter funções de resposta em frequência (FRF);

4) Foi utilizado um método de ajuste de curvas das medições de FRF baseado num algoritmo no domínio do tempo para extrair as frequências naturais, as formas próprias e o amortecimento modal do sistema vibratório ao longo da gama de excitação.

Para aumentar o ganho de amplitude do dispositivo, foi incorporada uma unidade de meio comprimento de onda no sistema de inserção do transdutor durante o ensaio modal. Esta incorporação foi provavelmente responsável pelo valor 1% mais elevado da frequência sintonizada medida em comparação com a prevista.

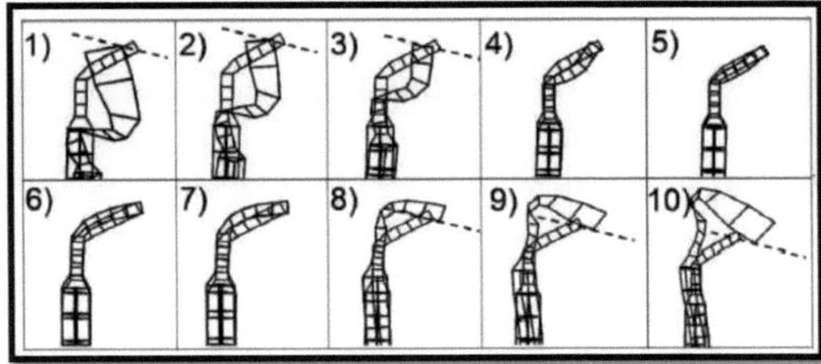

Fig. 19: abaixo mostra dez instantâneos da oscilação da pastilha tirados durante um ciclo de vibração medido na frequência sintonizada. As linhas tracejadas adicionadas à figura revelam que o movimento da ponta da pastilha ocorre ao longo de linhas rectas.

FE MODELO DE FERRAMENTA ULTRA-SÓNICA PARA INSERÇÃO DE IMPLANTES:

A implantologia oral é o ramo da medicina dentária que consiste na reconstrução de dentes em falta e das suas estruturas de suporte com substitutos naturais ou sintéticos. Normalmente, o processo de implante consiste em cinco passos. Em primeiro lugar, é efectuado um pequeno corte na gengiva onde o implante deve ser colocado. Em segundo lugar, é feito um orifício no osso no local selecionado. Em terceiro lugar, o implante é inserido no orifício e o corte é suturado. Em quarto lugar, é efectuada uma segunda incisão sobre o implante e é aparafusado outro componente, denominado pilar. Finalmente, uma coroa, semelhante a um dente natural, é cimentada ou aparafusada no pilar. O segundo e terceiro passos do procedimento de implantação são particularmente difíceis para o dentista que utiliza instrumentos convencionais.

No protocolo de implantação oral, uma vez efectuado o furo no osso do maxilar, pode ser aparafusado um implante de titânio. Tal como no caso da preparação óssea, o procedimento de inserção é difícil de realizar em locais de difícil acesso utilizando ferramentas convencionais. Assim, é necessário aperfeiçoar métodos alternativos para a colocação de implantes no osso. Assim, foram concebidos novos meios para a inserção de implantes dentários utilizando ultra-sons de potência.

Neste caso, o sistema sintonizado explora as microvibrações de uma nova pastilha de titânio impulsionada pelo transdutor ultrassónico utilizado para a perfuração de ossos.

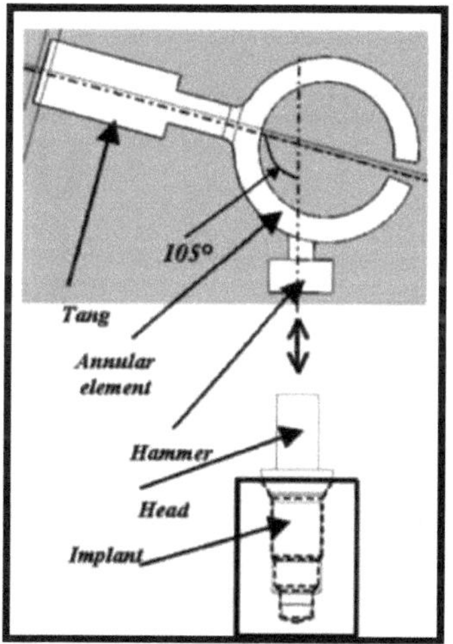

A Figura 20: ao lado ilustra a pastilha concebida para colocar os implantes no osso e também o procedimento para colocar implantes dentários utilizando esta pastilha.

Esta é composta por um espigão roscado internamente, um elemento anular de 12 mm de

diâmetro exterior com uma abertura de 1,5 mm e uma unidade de martelo com 4,5 mm de comprimento. O comprimento total da pastilha é de 22 mm.

Durante o processo de colocação de implantes, o martelo é mantido em contacto com a cabeça do implante através de uma carga modesta aplicada pelo operador. As vibrações ultra-sónicas geradas no martelo permitem uma rápida inserção do implante no osso. O mecanismo responsável pela facilidade de inserção do implante ainda requer mais investigação. Para um desempenho ótimo, a vibração do martelo deve ser paralela ao eixo do implante. Por conseguinte, para facilitar a operação do cirurgião em locais de difícil acesso, é desejável que o eixo de vibração do martelo seja rodado num ângulo de 105° em relação ao eixo de vibração do transdutor.

As especificações de design para a inserção em termos de tamanho máximo, requisitos para acessibilidade do local e facilidade de operação foram fornecidas pela Piezosurgery Academy for Advanced Surgical Studies. A inserção ultra-sónica foi concebida para cumprir as especificações cirúrgicas. Para compreender o princípio pelo qual o implante pode ser colocado utilizando esta inserção afinada, é necessário dividir o sistema ultrassónico em dois subsistemas.

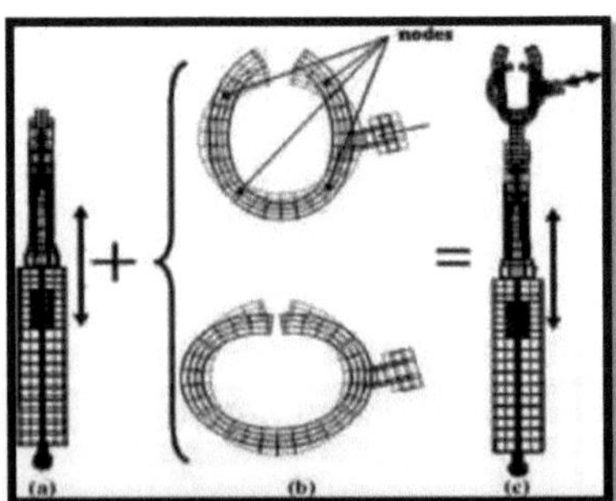

Fig. 21: Transdutor e inserto

O primeiro subsistema é constituído pelo transdutor e pela espiga da pastilha, e o segundo subsistema é formado pelo elemento anular e pelo martelo. A Fig. 15 (a) mostra um modelo de EF que ilustra o modo longitudinal do subsistema (transdutor-espiga) que ocorre a 26 kHz. O segundo subsistema, constituído pelo elemento anular e pelo martelo, foi dimensionado de modo a permitir a sua inserção no interior da cavidade oral e a apresentar um modo de flexão com quatro nós a uma frequência próxima de 26 kHz (Fig. 15 (b)). A abertura no elemento anular foi incorporada para ter um dispositivo de tamanho limitado que pudesse operar na frequência sintonizada. A posição e a inclinação do martelo foram escolhidas de modo a que este vibrasse ao longo do seu eixo num ângulo de 105° em relação ao eixo do transdutor. O modo longitudinal tem um ponto de deslocamento máximo (antinó) na extremidade distal da espiga ligada ao elemento anular. O mesmo ponto constitui um antinódo no modo de vibração em flexão do elemento anular. A amplitude de vibração do martelo suficiente para permitir a inserção do implante no osso pode ser obtida através da combinação das duas famílias de modos. O modo de vibração composto resultante é apresentado na Fig. 15 (c).

Posteriormente, foi efectuada uma EMA do sistema completo utilizando um LDV 3-D.

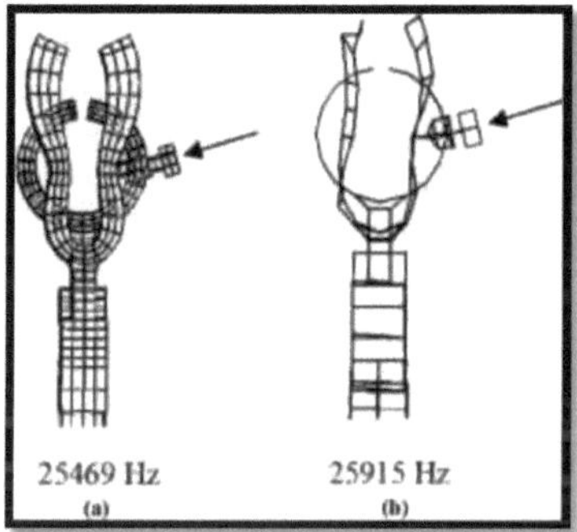

Dados modais do sistema (a) FE, (b) EMA com LDV 3-D, transdutor em compressão

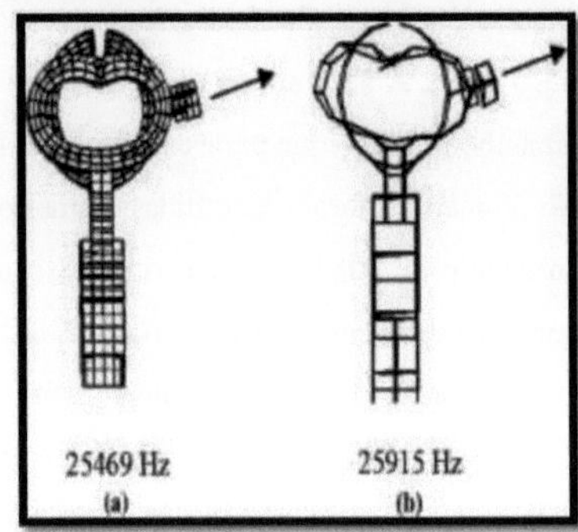

Dados modais do sistema (a) FE, (b) EMA com LDV 3-D, transdutor em extensão

As Figs. 22 e 23 acima indicam uma correlação notável entre os dados modais previstos e medidos do conjunto sintonizado no modo de vibração composto longitudinal-flexural. O valor ligeiramente mais elevado da frequência sintonizada detectada experimentalmente em comparação com a frequência calculada pode ser o resultado da incerteza nas propriedades do material utilizado no modelo de EF. Estão atualmente em curso ensaios de inserção de implantes especialmente personalizados em substitutos ósseos. Os resultados iniciais mostraram que a colocação rápida de implantes pode ser conseguida através da exploração deste modo composto longitudinal-flexural.

EFEITOS BIOLÓGICOS NO OSSO E RESPOSTA ÓSSEA A PIEZOSURGIA

A cirurgia, por definição, altera a fisiologia normal ao interromper o fornecimento vascular dos tecidos. Idealmente, o trauma cirúrgico deve ser minimizado para se obter uma cicatrização óptima, que depende da gestão cuidadosa dos tecidos moles e duros. O grau de invasividade cirúrgica é extremamente importante para a qualidade da cicatrização dos tecidos e pode afetar o facto de as feridas cicatrizarem por reparação ou regeneração. De facto, quando o trauma cirúrgico é reduzido ao mínimo, gera uma estimulação suficiente para favorecer os mecanismos de cicatrização que conduzem à regeneração. Por outro lado, as técnicas cirúrgicas mais traumáticas conduzem frequentemente a uma maior resposta inflamatória com uma cicatrização lenta que pode levar à reparação e à formação de cicatrizes em vez de regeneração. 0[131] A doença periodontal associada à reabsorção óssea da crista altera a morfologia do processo alveolar e, por vezes, produz uma arquitetura óssea inversa, o que dificulta significativamente a remoção da placa bacteriana. | [34.36] | Por isso, a cirurgia óssea tem como principal objetivo a remoção das deformidades ósseas e a criação de um contorno parabólico fisiológico. [1361]

A resposta de cicatrização de feridas na crista alveolar após ostectomia e osteoplastia tem sido objeto de muitas investigações.

- **Matherson et al**, no ano de 1988, na sua investigação em macacos Macaca rhesus adultos jovens, numa tentativa de avaliar a resposta morfológica e histológica do osso e dos tecidos moles à cirurgia óssea, referiu que a posição pós-operatória da crista alveolar depende da quantidade de osso de suporte entre a placa cortical e o osso alveolar. Concluiu que a elevação e a substituição de retalhos mucoperiostais não parecem alterar significativamente o nível pós-operatório de 6 meses da crista alveolar. No entanto, o osso radicular parece mais fino nessas áreas. [[37]]

- **Caffesse et al**, no ano de 1968, realizaram um estudo em macacos Rhesus para investigar a cicatrização de retalhos em bisel invertido e referiram que a descida transitória do nível de fixação e a reabsorção óssea na crista alveolar 3 a 4 semanas após a cirurgia de retalho tendem a cicatrizar de volta ao nível pré-cirúrgico no prazo de 10 semanas após a cirurgia, ou seja, a reabsorção da crista é mínima ou insignificante. ı ı[38]

- **Lobene e Glickman**, em 1963, num estudo para avaliar a resposta do osso alveolar à trituração com pedras diamantadas rotativas, relataram até 1,7 mm de perda óssea alveolar após cirurgia óssea em estudos com animais.[39]

- **Wilderman et al** (1970) registaram uma reabsorção óssea inicial mínima que variou entre 0,14 e 4,47 mm (média de 1,2 mm), seguida de um recrescimento alveolar que variou entre 0,14 e 1,15 mm (média de 0,8 mm) num estudo histológico humano que examinou o potencial reparador do tecido após um retalho mucogengival e uma cirurgia óssea. A espessura inicial do osso foi um determinante importante da quantidade de perda óssea pós-operatória. Verificaram que o osso mais espesso com espaços na medula óssea apresentava menos reabsorção e maior reparação quando comparado com o osso fino.[40]

- **Moghaddas e Stahl** (1980) no seu estudo do osso alveolar após cirurgia óssea em humanos relataram resultados semelhantes aos de Wilderman. A perda de osso crestal nos locais interdentários, radiculares e de furca foi de 0,23 mm, 0,55 mm e 0,88 mm, respetivamente, 6 meses após a cirurgia. [34]

- **Mills MP, McDonnell** em 1998 postularam que as respostas dos animais à cirurgia óssea mostraram intervalos de remodelação do osso alveolar semelhantes aos obtidos em humanos. O grau em que o suporte ósseo dos dentes era modificado sem perda significativa de fixação após a cirurgia óssea parecia depender da qualidade e quantidade do osso presente após a cirurgia óssea.[41]

Em qualquer tipo de cirurgia óssea, os efeitos dos instrumentos mecânicos sobre a estrutura do osso e a viabilidade das células são importantes.[42] A piezocirurgia não só corta seletivamente o tecido duro, como também produz um efeito hemostático no tecido circundante. [26,43] Uma vez que esta técnica preserva os tecidos moles circundantes, pode ser aplicada em áreas onde o osso se encontra na proximidade de estruturas vitais e delicadas, tais como nervos, vasos sanguíneos ou a mucosa sinusal.[44] Estudos microtopográficos e histomorfométricos demonstraram que a piezocirurgia é preferível a outros instrumentos para a colheita de osso vital.[42,45] Proporciona uma integridade perfeita das superfícies osteotomizadas com um corte limpo, regular e sem imperfeições ou pigmentação[4]. A superfície óssea que foi cortada com o dispositivo piezoelétrico não mostrou sinais de lesões nos tecidos mineralizados e apresentou osteócitos vivos sem sinais de sofrimento celular. [46]

Foram realizados vários estudos sobre o efeito da cirurgia piezoeléctrica no osso e na viabilidade das células.

1. Recentemente, Stubinger et al. demonstraram que o osso autólogo da região zigomaticomaxilar que tinha sido colhido com um dispositivo piezoelétrico podia ser utilizado em aumentos para a colocação estável e estética de implantes orais após uma cicatrização de cinco meses. [47]

2. Noutro estudo histomorfológico, foram inseridos implantes de titânio poroso em tíbias de minipig. A concentração de proteína morfogenética (BMP)-4; fator de crescimento transformador (TGF)-β 2; fator de necrose tumoral α, e interleucina-13 e -10 foram avaliados em amostras ósseas peri-implantares. As análises revelaram que a cirurgia piezoeléctrica aumenta a concentração de Proteína Morfogenética Óssea (BMP-4), TGF beta-2, Fator de Necrose Tumoral e Interleucina-1, 10 e diminui algumas das citocinas pró-inflamatórias no osso. Assim, a neo-osteogénese foi consistentemente mais ativa em amostras ósseas de locais de implantes que tinham sido preparados utilizando cirurgia piezoeléctrica.[48]

3. Além disso, Esteves et al. debruçaram-se sobre a dinâmica da consolidação óssea. Compararam as diferenças entre osteotomias realizadas com piezocirurgia ou com broca convencional no que respeita a análises histomorfométricas, imunohistoquímicas e moleculares. Mostraram que, histológica e histomorfometricamente, a consolidação óssea não apresentou diferenças entre os dois grupos, com exceção de uma quantidade ligeiramente superior de osso neoformado observada 30 dias após a utilização do dispositivo de piezocirurgia.[49]

4. Comparando a cicatrização óssea após osteotomias efectuadas com piezocirurgia ou com uma serra oscilatória em coelhos, Ma et al não encontraram diferenças significativas no que diz respeito à histomorfometria, mas encontraram uma formação óssea ligeiramente superior. [50]

A piezocirurgia oferece vantagens não só devido ao seu corte ósseo preciso e personalizado, mas também devido a factores associados à cicatrização de feridas. A perda reduzida de sangue melhora as condições de cicatrização e a irrigação constante ajuda a reduzir os danos térmicos, reduzindo assim o risco de necrose óssea.[10] Qualquer alteração de temperatura ou temperatura relativamente elevada, aplicada mesmo durante um curto período de tempo, é prejudicial para as células e pode causar necrose dos tecidos[1]] O trauma térmico tem sido amplamente reconhecido como uma causa potencial de osteonecrose após procedimentos cirúrgicos ósseos[51, 52] A maioria dos estudos *in vitro abordou a* viabilidade óssea após trauma térmico.[53] Embora sejam referidos na literatura diferentes valores limite, 7[54-5] uma temperatura de 47°C durante 1 minuto é o valor mais comummente aceite para evitar lesões ósseas. Erikson et al. mostraram que a necrose óssea local ocorreria nos casos em que a temperatura excedesse 470C durante 1 minuto devido ao contacto de ferramentas rotativas.[4 9] Por outras palavras, o dano térmico ao osso está relacionado com a magnitude da elevação da temperatura e a duração da exposição.[57]

O sobreaquecimento durante a preparação do local do implante afecta negativamente o processo de osseointegração, bem como o resultado final das reabilitações com implantes. Pontas diferentes geram temperaturas diferentes, sendo que as pontas lisas geram a temperatura mais baixa. Existem outros factores que também influenciam o aumento da temperatura, tais como a forma como o corte é efectuado e as características particulares do próprio osso.[58] A este respeito, Heinemann et al compararam diferentes dispositivos sónicos e ultra-sónicos com brocas rotativas em partes de maxilares de suínos. Neste estudo, a piezocirurgia apresentou o maior aumento de temperatura, mas, tal como nos outros dispositivos, os osteócitos e o osso trabecular pareciam estar intactos.[59] Harder et al. observaram que a temperatura crítica aumenta apenas quando o volume de irrigação é tão baixo como 20 ml por minuto.[60]

Os factores que conduzem à elevação da temperatura podem ser divididos em três grupos principais: factores relacionados com a técnica, com o operador e com o osso. No que diz respeito à perfuração convencional, os factores relacionados com a técnica incluem a velocidade da broca, a eficiência do corte e o sistema de arrefecimento. A carga aplicada e o padrão de movimento devem estar relacionados com o operador. Apesar dos esforços para normalizar todos os parâmetros envolvidos durante as experiências *in vitro*, o comportamento térmico anisotrópico do osso introduz um fator adicional que pode ter um grande impacto na variação da temperatura. Centrando-nos em amostras de osso, podem ser consideradas características distintas, ou seja, espécies animais, macrogeometria da amostra, rácio cortical-medular, espessura cortical, densidade mineral óssea (DMO) e condutividade térmica.

Além disso, é difícil investigar o efeito de uma classe de variáveis mantendo constantes outros parâmetros.

De um ponto de vista microscópico, a DMO parece ser uma caraterística importante na determinação da resposta térmica do osso. Karaca et al.[61] relataram uma correlação positiva entre a DMO e o aumento da temperatura utilizando amostras da tíbia bovina. Os autores especificam que as temperaturas foram registadas a uma distância de 0,5 mm do orifício perfurado, mas não esclareceram a localização exacta da sonda (cortical ou medular). Embora se espere que a DMO seja mais elevada na camada cortical, a dureza óssea pode diferir de uma amostra para outra, bem como em diferentes locais da mesma amostra. Claramente, quanto maior for a espessura da cortical, maiores serão os efeitos da cortical no aumento da temperatura.

1. Sener et al. registaram temperaturas mais elevadas no osso cortical do que no osso esponjoso com técnicas de perfuração convencionais.[62]
2. Rashad et al. encontraram temperaturas mais elevadas no osso cortical durante a preparação ultra-sónica.[7]
3. Stelzle et al. compararam a preparação do local do implante piezoelétrico com a perfuração convencional utilizando calvárias de porco, que consistiam numa camada cortical fina e osso esponjoso denso. A técnica piezoeléctrica apresentou as temperaturas médias mais elevadas, positivamente correlacionadas com durações de osteotomias mais longas.[63]

Apenas alguns estudos foram publicados sobre o efeito do dispositivo piezoelétrico relativamente às alterações dos tecidos moles. Stoetzer et al. publicaram um exemplo que mostra que a utilização da tecnologia piezoeléctrica provoca menos danos nos tecidos moles para a preparação subperiosteal. Realizaram um estudo animal em ratos relativamente à microcirculação após a preparação subperiosteal, que levou à perturbação da microcirculação periosteal local, quer com um dispositivo piezoelétrico quer com um elevador periosteal. Foram encontrados níveis mais elevados de perfusão periosteal no grupo de piezocirurgia, pelo que este grupo demonstrou uma melhor microcirculação periosteal. Este facto pode ser um incentivo ao aumento do metabolismo ósseo.[1641]

APLICAÇÕES DA PIEZOCIRURGIA

A. Aplicação em tecidos moles

B. Aplicação em tecidos duros

I. Periodontologia
   1. Raspagem e alisamento radicular supragengival e subgengival
   2. Eliminação de bolsas periodontais
   3. Procedimento de alongamento da coroa
   4. Osteotomia e Osteoplastia
   5. Cirurgias reparadoras e regenerativas

II. Implantologia
   1. Colheita de enxertos ósseos autógenos
   2. Inserção e colocação de implantes
   3. Osteogénese de distração
   4. Recuperação de implantes de lâminas
   5. Elevação do seio maxilar

III. Cirurgia oral
   1. Extração de dentes
   2. Auto-transplante de dentes
   3. Para tratar as anquiloses da ATM
   4. Mobilização do nervo (Lateralização do nervo alveolar inferior)
   5. Remoção de quistos
   6. Osteotomias Lefort I

IV. Aplicações ortodônticas

O dispositivo de indicações específicas de cirurgia oral inclui extração dentária, distração osteogénica, expansão do rebordo (divisão da crista), colheita de osso (lascas e blocos), elevação do seio maxilar, extração de terceiros molares, descompressão do nervo alveolar, remoção de quistos.

As várias utilizações da Piezocirurgia em Terapêutica Dentária e Implantologia podem ser enumeradas da seguinte forma:

I. PERIODONTOLOGIA

1) Raspagem de rotina e planeamento radicular

A piezocirurgia pode ser utilizada eficazmente para a remoção de depósitos de cálculo supra e subgengival e manchas dos dentes, lavagem da bolsa periodontal com movimento simultâneo da ponta ultra-sónica, destartarização e planeamento radicular. O dispositivo de piezocirurgia pode ser utilizado para o desbridamento de tecidos moles para remover o retalho secundário após a incisão através do periósteo retido. Alterando a definição de potência e mudando para uma ponta fina e afilada, o dispositivo de piezocirurgia pode ser utilizado para desbridar o campo de tecido mole residual e para a destartarização da superfície da raiz para garantir a remoção completa do cálculo. A piezocirurgia também permite o planeamento das superfícies radiculares e a remoção de tecidos inflamatórios em operações periodontais.[65]

2) Procedimento de alongamento da coroa

A piezocirurgia ajuda o dentista a obter uma melhor arquitetura óssea com um corte preciso do osso durante os procedimentos de alongamento da coroa. [5]

3) Osteoplastia e osteotomia

O dispositivo de piezocirurgia é utilizado para desenvolver uma arquitetura positiva e fisiológica do osso para a cirurgia de remoção de bolsas. O dispositivo permite a remoção específica de osso, com um risco mínimo de lesão das superfícies radiculares subjacentes. O alisamento final das superfícies radiculares e das margens ósseas utilizando uma inserção ultra-sónica específica, PP1, cria um campo limpo, com uma arquitetura óssea ideal pronta para o fecho do retalho. 5[ll] A utilização da piezocirurgia tem vantagens em procedimentos que requerem uma preparação meticulosa de um pequeno osso ou de uma peça de um dente: por exemplo, a secção de um dente que tenha uma relação próxima com uma estrutura anatómica importante. Ao trabalhar à volta do canal mandibular ou do seio maxilar, a piezocirurgia pode evitar danos nos nervos, mesmo em caso de contacto acidental com as pontas das pastilhas de trabalho.[151]

4) Cirurgia reparadora e regenerativa

A piezocirurgia tem uma vasta gama de aplicações em procedimentos dentoalveolares que envolvem procedimentos cirúrgicos periodontais, por exemplo, a separação das raízes dentárias e a hemi-secção. [5]

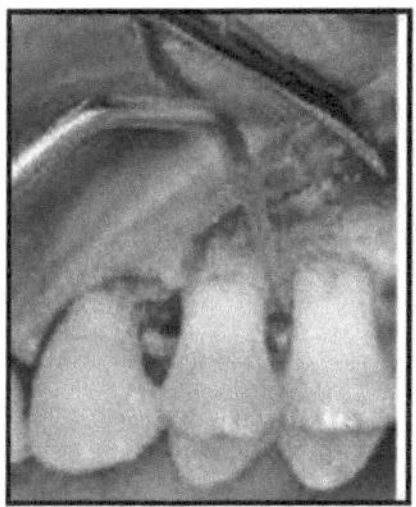
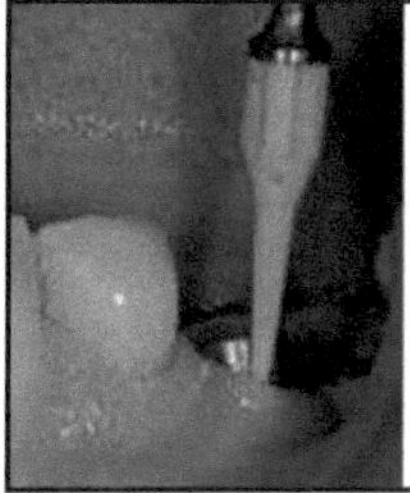

Fig. 24: Terapia ressectiva e regenerativa

II. IMPLANTOLOGIA

1) Colheita de enxertos ósseos autógenos

As lascas de osso autógeno podem ser colhidas de fontes intra-orais com a utilização de piezocirurgia.

A piezocirurgia também pode ser utilizada para a recolha de lascas de osso, que são produzidas com o tamanho de grão ideal para a eficácia e permanecem na superfície do osso prontas para recolha. Estão disponíveis duas pontas cirúrgicas para a remoção de osso cortical, eliminando a necessidade de armadilhas de osso. Para efeitos de regeneração óssea guiada, estas lascas de osso podem ser utilizadas isoladamente ou em combinação com outros materiais de enxerto. A avaliação das lascas de osso recolhidas com piezocirurgia e com brocas convencionais estabeleceu que não há diferença no efeito prejudicial sobre a viabilidade e a diferenciação das células. A piezocirurgia foi considerada mais económica no que diz respeito à quantidade de osso colhido.

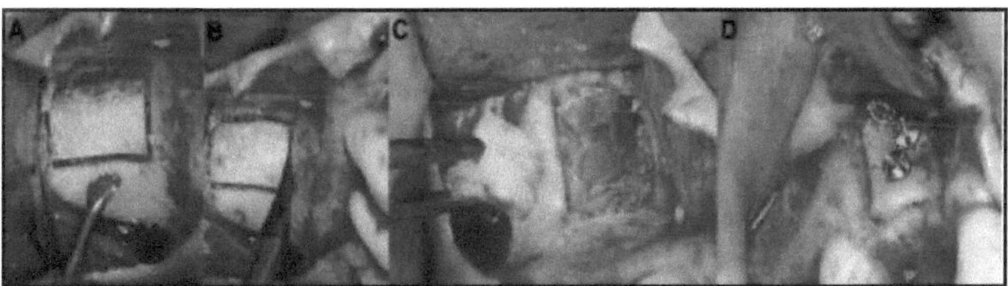

Fig. 25: Colheita de enxerto ósseo de forma ideal a partir do osso zigomático

Lascas de osso:

As lascas de osso têm a função de criar espaços e guias para a regeneração óssea (através da osteocondução), bem como de suporte de factores de crescimento no local recetor, de modo a acelerar a cicatrização óssea. Tecnicamente, as lascas não são transplantes, uma vez que os osteócitos, na ausência de fornecimento de sangue, não sobrevivem. Durante o período de cicatrização, as lascas são substituídas por osso *através da* remodelação. As lascas de osso autógeno são fáceis de colher da superfície da broca, mas este pó de osso é reabsorvido demasiado depressa e não consegue cumprir o seu papel de criador de espaço e guia. São necessárias partículas com volume suficiente. Clinicamente, as partículas de 500 µm apresentam os melhores resultados. Este tamanho de partícula pode ser obtido com moinhos de ossos.[66] No entanto, os moinhos de ossos têm a desvantagem de um preço elevado e da perda de material ósseo. O dispositivo Piezosurgery está bem adaptado para a extração de partículas de osso. As pontas de osteoplastia n.º 1 a osteoplastia n.º 3 podem ser utilizadas com movimentos suaves de raspagem ao longo da superfície do osso, de modo a obter um volume suficiente de lascas de osso. O osso é acumulado na parte da frente do instrumento e depois removido. A linha oblíqua da mandíbula é uma região livre de complicações para a recolha de lascas de osso. A incisão é semelhante à utilizada para a extração de uma oitava incisão crestal retromolar e uma incisão mesial para marginal. É possível efetuar a colheita também nas proximidades da área operatória, eliminando a necessidade de um segundo local cirúrgico. Em periodontologia, existem certas indicações para os transplantes de osso autógeno, considerados o padrão de ouro. Em grandes defeitos planos à volta dos dentes, o osso autógeno oferece melhores hipóteses de cicatrização. A probabilidade de sucesso das medidas regenerativas em certos defeitos é baixa devido às condições anatómicas. O tratamento do defeito com lascas de osso tem vantagens. O osso pode ser colhido com o instrumento de osteoplastia n.º 3 a partir da linha oblíqua e inserido no defeito.

Blocos ósseos

O sucesso da cicatrização óssea pode ser limitado quando o material de enxerto particulado é utilizado em espaços não estáveis. Em espaços rodeados de osso, o material particulado funciona bem, especialmente quando são utilizadas membranas [67-69] No entanto, os materiais particulados mostram os seus limites em procedimentos de aumento horizontal ou vertical. Nestes casos, os blocos de osso dão os melhores resultados. As áreas dadoras clássicas são o queixo, a linha oblíqua e a crista ilíaca. No procedimento da linha oblíqua, uma incisão crestal na área retromolar estende-se intrasulcularmente ou paramarginalmente para anterior. A osteotomia é efectuada *com* brocas Lindemann e discos rotativos para a incisão horizontal. Esta osteotomia horizontal necessita de uma grande abertura para permitir ao médico um bom acesso e para proteger os tecidos moles.

A piezocirurgia facilita a abordagem da linha oblíqua. A baixa amplitude da ponta do instrumento, o efeito de arrefecimento ideal e o corte seletivo garantem que não ocorrem lesões nas estruturas vizinhas. É suficiente um pequeno acesso que permita a preparação de minas e não é necessária a visibilidade direta do corte horizontal profundo nem a preparação do N. mentalis.

Divisão de ossos

As técnicas anteriores têm frequentemente a desvantagem de necessitarem de um segundo local cirúrgico (dador), normalmente com recurso a membranas. Além disso, os implantes normalmente não podem ser inseridos simultaneamente após a utilização de enxertos particulados ou de blocos ósseos, o que implica uma segunda cirurgia. Embora os materiais particulados possam ser utilizados em combinação com a inserção de implantes, o micro-movimento do material de enxerto pode comprometer o resultado final. Nos casos em que a altura do osso é suficiente, mas a largura é insuficiente, pode ser indicada a divisão do osso. [70] Não são necessárias membranas e evitam-se muitas complicações *(por exemplo,* não são utilizados transplantes ou biomateriais). Para evitar a reabsorção óssea, é levantado um retalho de espessura dividida. O procedimento de divisão do osso, respetivamente lingual, separa a placa vestibular da placa palatina. O espaço resultante entre as duas placas tem condições ideais de regeneração e integração do implante. Os materiais de aumento estão rodeados por osso, têm um fornecimento de vasos sanguíneos em duas direcções e migração celular. Não existe qualquer micro-movimento. Estas são as condições ideais para uma cicatrização de baixo risco. O risco de fratura óssea, contudo, é o traumatismo por pressão, especialmente em osso D1[71]] As fracturas não representam qualquer problema porque o periósteo não está elevado. Esta fratura em "greenstick" cura-se normalmente sem complicações. A divisão óssea tem sido usada principalmente na maxila, onde a elasticidade óssea é maior. A piezocirurgia é utilizada em osso mineralizado denso porque a dimensão vertical do osso é mantida enquanto a largura não permite a inserção de implantes. Para realizar o caso numa única etapa, é efectuada uma divisão óssea. Uma vez que a crista alveolar será maior após a divisão, é necessário um retalho de espessura dividida para cobrir o osso. Nestes casos, é possível efetuar uma sutura sem tensão. O periósteo, com os seus vasos sanguíneos, permanece ligado ao osso. É efectuada uma incisão com uma ponta de serra (osteoplastia n.º 5). Como o osso é elástico, não é necessária uma incisão de libertação no lado vestibular. O osso pode ser alargado com osteótomos e os implantes podem ser inseridos numa técnica combinada de perfuração e divisão. As aparas de osso remanescentes das brocas são suficientes para preencher o espaço entre as duas lamelas. Pode ser efectuada uma sutura sem tensão, sem a utilização de membranas.

2) Inserção e colocação de implantes:

A) Colocação do local do implante:

Os pacientes edêntulos beneficiarão de implantes, e estes implantes têm resultados apreciáveis. O dispositivo piezoelétrico pode ser utilizado para diferentes aplicações clínicas em implantologia. Em condições ósseas saudáveis, pode ser utilizado para a preparação do local do implante. Através da utilização de uma ponta especial, que permite a perfuração de um orifício preciso para o implante, os danos térmicos e mecânicos no osso serão reduzidos.

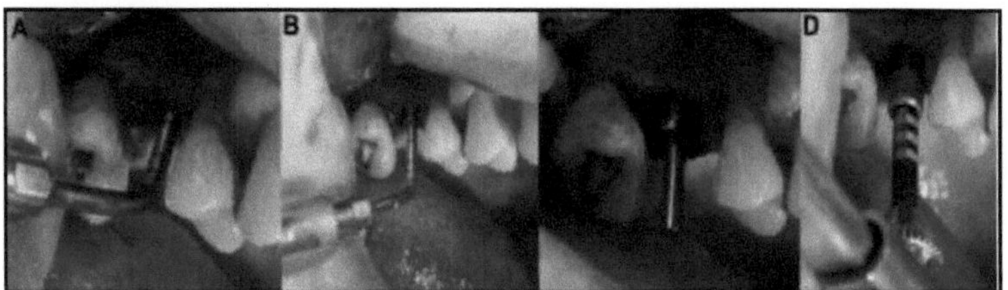

Fig. 26: Preparação piezoeléctrica de um local de implante (maxilar direito)

Se o local doador não for adequado, são possíveis diferentes alternativas, dependendo da localização e da quantidade de deficiência óssea. No maxilar superior, a utilização do dispositivo piezoelétrico para a elevação do pavimento sinusal é um exemplo perfeito.

B) Na cirurgia de enxerto ósseo do seio maxilar:

- Preparação da janela óssea com abordagem lateral.
- Dissecção atraumática da mucosa sinusal.
- Elevação do pavimento do seio interno e cirurgia de aumento do seio

Outra utilização intra-oral da piezocirurgia é na cirurgia de enxerto ósseo do seio. A piezocirurgia pode ser utilizada durante a preparação de uma janela óssea e na dissecção atraumática de uma membrana sinusal com uma abordagem lateral. A perfuração da membrana do seio é a complicação mais comum do enxerto ósseo do seio e Wallace et al[72] relataram que a piezocirurgia pode minimizar as taxas de perfuração do seio. Foi referido que a incidência de complicações graves pode ser reduzida e que todo o processo pode ser concluído durante um único procedimento cirúrgico, utilizando um dispositivo piezoelétrico e elevando a membrana sinusal.

A atrofia da maxila e a pneumatização progressiva do seio maxilar podem comprometer a colocação de implantes na maxila posterior. A atrofia pode levar a uma altura, largura e qualidade inadequadas do osso, restringindo o posicionamento ideal do implante e arriscando a perfuração do fundo do seio (Muñoz-Guerra, et al., 2009).[73] Muitas vezes, pode haver apenas alguns milímetros de osso entre o seio e a cavidade oral.

A piezocirurgia pode ser utilizada como alternativa ou complemento à instrumentação padrão durante um procedimento de elevação do seio maxilar. O acesso ao seio é feito através de uma janela preparada na parede lateral do seio, convencionalmente feita com uma broca de diamante e depois com a fratura da janela óssea.

No entanto, pode ser utilizada uma ponta redonda de piezocirurgia para preparar a janela, o que traz a vantagem de poder tocar no revestimento do seio sem o rasgar. Isto elimina a necessidade de deixar uma fina camada de osso à volta da janela e de a bater (e, assim, reduz ainda mais a hipótese de perfuração).

Uma ponta cónica invertida e romba pode então ser utilizada para elevar o revestimento do seio, reduzindo ainda mais o risco de danos na membrana. Em casos de elevação do seio maxilar, estudos demonstraram que pode reduzir a taxa de perfuração da membrana de 30% com a abordagem convencional para 7% com a piezocirurgia.

C) Decorticação alveolar e corticotomia e aumento do rebordo

A piezocirurgia pode ser utilizada com êxito para efetuar decorticação alveolar, corticotomia e microcirurgia. A piezocirurgia ganhou popularidade entre várias aplicações em procedimentos de aumento do rebordo. Foi referido que efectua o corte ósseo com grande precisão, facilitando assim o aumento do rebordo e a expansão fácil do rebordo (Palti e Hoch 2002).[74]

A expansão do rebordo é o alargamento cirúrgico de um rebordo ósseo na boca para permitir a colocação de implantes dentários. Permite reduzir o tempo de tratamento e eliminar o problema da morbilidade do local doador, uma vez que não é necessário enxerto. Foi inicialmente concebida para o aumento da cirurgia de implantes, incluindo a elevação do seio maxilar e procedimentos como a expansão do rebordo (Eggers, et al., 2004).ı[10] A piezocirurgia pode ser utilizada para cortar as corticais faciais proximais e crestais de forma precisa e controlada pelo tato. Os osteótomos motorizados são então utilizados para alargar a crista dividida e criar espaço. Utilizando esta técnica, pode ser efectuada a expansão de cristas estreitas, anatomicamente limitadas e atróficas, criando espaço para a colocação imediata de implantes. Os córtices facial e lingual fornecem o suporte necessário com osteócitos vitais para a osteogénese (Kelly e Flanagan, 2013).[75]

3) ***Recuperação de implantes de lâminas***

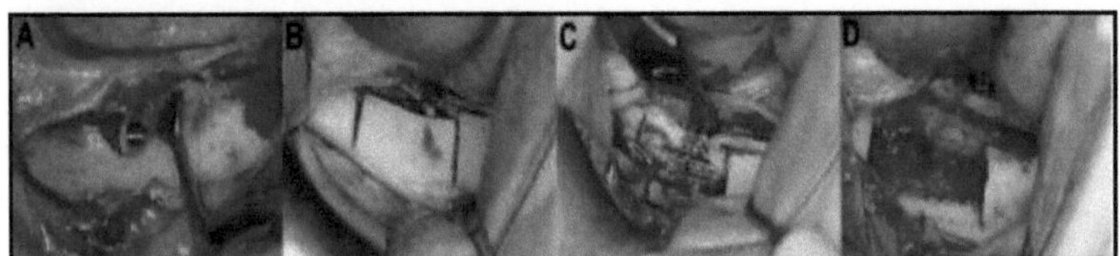

Fig. 27: Remoção de um implante de lâmina infetado (mandíbula esquerda)

4) ***Osteogénese de distração***

Um dispositivo piezoelétrico é utilizado para tratar defeitos ósseos alveolares e para proporcionar uma osteotomia perfeita sem danificar o retalho palatino. Além disso, a vascularização abundante do retalho palatino levou a uma formação óssea nova bem sucedida. Além disso, a piezocirurgia é um dispositivo muito prático, através do qual é possível obter visibilidade direta sobre osteotomias completas. A única limitação é o tempo ligeiramente mais longo necessário para a operação. [76]

A osteogénese de distração é utilizada para recuperar os tecidos duros e moles sem enxertos. É o processo biológico de formação de novo osso através da aplicação de tensão de tração graduada por tração incremental. Com cristas que requerem um aumento de altura vertical de quatro a cinco milímetros, ou onde o tecido mole sobrejacente não suporta o aumento ósseo, a osteogénese de distração é uma alternativa de tratamento útil, sendo a piezocirurgia uma ferramenta eficaz para osteotomias de distração. [76]

Com a piezocirurgia podemos osteotomizar com a maior precisão possível, devido às suas vibrações micrométricas e lineares, e causar o mínimo de danos nos tecidos duros e moles.

Ao realizar a osteogénese de distração em determinadas áreas, é essencial completar as osteotomias de forma delicada, uma vez que são realizadas perto de estruturas dentárias e periodontais e de tecidos moles que fornecem vascularização. A piezocirurgia permite uma preparação ideal da osteotomia sem danificar o retalho, proporcionando uma vascularização abundante que leva a uma nova formação óssea bem sucedida. Além disso, é possível obter visibilidade direta sobre osteotomias completas. É necessário um pouco mais de tempo para a operação, o que constitui a única limitação deste processo.

5) Piezocirurgia para a expansão rápida da maxila assistida cirurgicamente (SARME) Robiony et al. (2007) [77] descreveram a utilização do instrumento piezocirúrgico como um dispositivo minimamente invasivo, para permitir aos cirurgiões efetuar todos os passos da SARME sob anestesia local.

Numa investigação recente, Rana et al. (2013) [78] dividiram os seus 30 doentes adultos com indicação para SARME em dois grupos, de acordo com a modalidade de tratamento efectuada. Os pacientes do primeiro grupo foram tratados convencionalmente com uma serra oscilante, enquanto os pacientes do segundo grupo foram tratados com uma serra piezoeléctrica. Verificou-se que é possível realizar uma SARME com a ajuda de uma serra ultra-sónica, a piezocirurgia. Além disso, preserva a membrana mucosa do maxilar e é tão eficaz e boa como o método convencional. O elevado desempenho em termos de frequência e potência do dispositivo piezocirúrgico permite a sua utilização sem o auxílio de qualquer outro osteótomo e com o mesmo efeito atraumático sobre as estruturas vasculares críticas. A quantidade muito reduzida de hemorragia observada durante a cirurgia, a ausência de danos nos vasos principais e a redução das consequências pós-operatórias (hematomas e inchaços) para os pacientes foram notáveis.

6) Elevação do pavimento sinusal

A elevação do pavimento sinusal é atualmente um procedimento de rotina para o tratamento de deficiências verticais na maxila posterior. O acesso lateral é o mais comum. A membrana Schneideriana é preparada *através de* uma técnica Caldwell-Luc modificada. A perfuração da membrana é um risco com este procedimento durante a preparação da janela ou durante a fase de elevação. Em casos de fechamentos recentes de comunicações seio-boca, devido à presença de septos ou por outros motivos, a possibilidade de perfuração da membrana é alta. Muitas vezes, essa perfuração torna-se

uma rutura que impossibilita o fechamento, mesmo com micro-suturas ou membranas. Uma membrana intacta é uma condição prévia para a estabilização do enxerto. Vários dos riscos associados aos procedimentos de elevação do seio maxilar são reduzidos com a Piezosurgery. O corte seletivo dos instrumentos torna virtualmente impossível que o médico lesione a membrana durante a preparação da janela. Nos casos de uma parede óssea fina, é indicada a ponta de osteoplastia n.º 5 e, nos casos de osso espesso, é utilizada a ponta de osteoplastia n.º 1 para a redução e só depois a ponta de osteoplastia n.º 5. As aparas ósseas remanescentes são recolhidas para o procedimento de enxerto. Para a preparação da membrana, são utilizados instrumentos manuais que podem levantar a membrana 2 mm em torno dos limites da janela. Após este procedimento, a
São utilizados instrumentos de elevação Piezosurgery EL2 e EL3. Estes instrumentos funcionam como instrumentos sinusais convencionais, com configurações de micro-serra e pressão hidropneumática aplicada através da solução salina de arrefecimento. Em determinadas situações, é necessário um instrumento de mão.[1201]

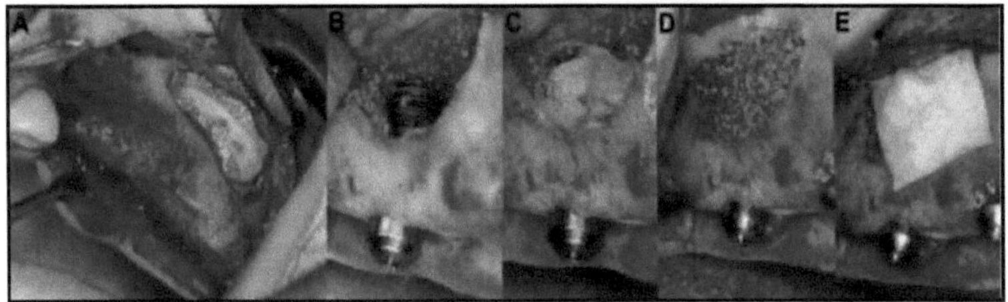

Fig. 28: Elevação do seio maxilar com colocação simultânea de implantes

7) Peri-mucosite, peri-implantite e remoção de cálculos

A piezocirurgia pode ser utilizada no tratamento da peri-implantite. Pode ser utilizado para o desbridamento de tecidos moles para remover o retalho secundário após a incisão através do periósteo retido. Utilizando uma ponta fina e afilada e alterando a regulação da potência, o dispositivo de piezocirurgia também pode ser utilizado para desbridar o campo de tecido mole residual e para a raspagem da superfície radicular, a fim de assegurar a remoção completa do cálculo. O sistema de piezocirurgia também permite a remoção rápida de cálculos do material osteossintético de titânio. Os detritos e o osso infetado podem ser removidos das superfícies dos implantes sem danificar o implante. Esta caraterística também pode ser benéfica quando o tecido duro está encravado nas ranhuras dos parafusos, uma vez que permite uma remoção segura sem danificar o próprio parafuso para permitir a aplicação da chave de parafusos. 151

III. CIRURGIA ORAL

1) Extração de dentes

Os fórceps tradicionais produzem movimentos vigorosos durante a extração do dente, o que provoca o arrancamento forçado das fibras de Sharpey do feixe ósseo que rodeia o alvéolo. Isto provoca a interrupção do fornecimento de sangue e trauma no alvéolo de extração, o que, por sua vez, atrasa a cicatrização.[1791]

Os sindesmótomos vibratórios ultra-sónicos foram recentemente desenvolvidos como pontas para extração de dentes e raízes. A ponta é inserida através do sulco gengival entre o espaço ocupado pelo ligamento periodontal entre a raiz e o alvéolo. As fibras periodontais são cortadas até 10 mm ou mais. Assim, quando as fibras mais apicais são cortadas, a porção coronal não é submetida a um violento "rasgo". Por conseguinte, desta forma pode conseguir-se uma extração quase atraumática.[79]

Uma das vantagens da unidade de ultra-sons é a capacidade de preparar a janela óssea no córtex externo. Isto proporciona um acesso fácil ao dente ou raiz impactada com perda limitada de osso. Além disso, permite-lhe recolocar a peça óssea removida na sua posição anterior para melhorar o processo de cicatrização e reduzir o período de regeneração. [1,5]

A) Terceiro molar mandibular impactado:

Aproximadamente 20% da população tem dentes impactados, sendo os terceiros molares inferiores e superiores os mais comuns. A maior incidência de impactação tem sido demonstrada nos dentes do siso mandibulares, o que pode levar a patologias como pericoronite, periodontite, reabsorção da coroa dentária dos segundos molares, dor, quistos ou tumores odontogénicos e apinhamento primário ou secundário da dentição. A remoção precoce desses dentes para prevenir os problemas acima mencionados é amplamente aprovada. A remoção cirúrgica destes dentes está geralmente relacionada com dor pós-operatória, inchaço e trismo, enquanto que complicações como infeção, alvéolo seco, lesões do nervo trigémeo e, raramente, fratura da mandíbula são menos comuns de ocorrer.[80]

O corte de tecidos duros é um procedimento comum nos campos dentários, especialmente durante cirurgias maxilofaciais, orais e periodontais. Tradicionalmente, têm sido utilizados instrumentos rotativos, como brocas, para a cirurgia óssea. No entanto, o sobreaquecimento do osso e os danos nos tecidos adjacentes são desvantagens relacionadas com a utilização destes métodos. A piezocirurgia é uma nova técnica que foi introduzida como uma alternativa valiosa para ultrapassar as desvantagens associadas aos instrumentos rotativos convencionais de corte ósseo. É efectuada através de um dispositivo que utiliza microvibração a uma frequência capaz de cortar osso. 8[oll]

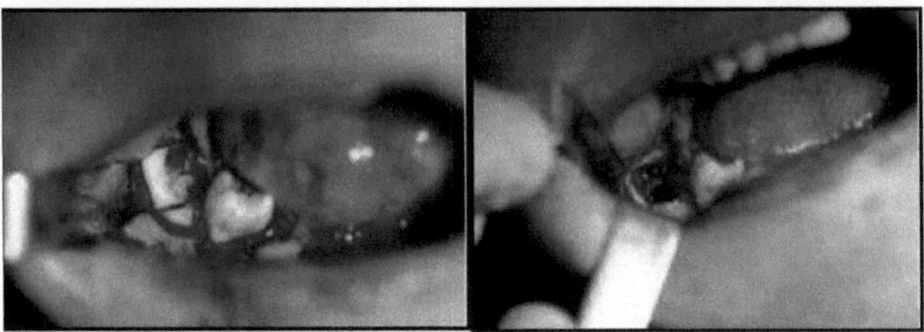

Fig. 29: Extração de um dente supranumerário

B) Dente supranumerário:

Os dentes supranumerários são definidos como dentes que excedem a configuração humana habitual de 20 dentes decíduos e 32 permanentes. Os dentes supranumerários são alterações de desenvolvimento que podem se manifestar tanto na dentição decídua quanto na permanente, podem ocorrer tanto na maxila quanto na mandíbula e podem envolver qualquer dente. O local mais comum de ocorrência é a região dos incisivos superiores, sendo que os cirurgiões orais e maxilofaciais deparam-se por vezes com dentes supranumerários. A prevalência de dentes supranumerários é relatada como sendo de 0,3% a 0,8% na dentição decídua e de 1,5% a 3,5% na dentição permanente, com maior prevalência entre os homens do que entre as mulheres, na proporção de 2:1. Em pacientes pediátricos, o mesiodens é o dente mais frequentemente impactado. As complicações associadas aos dentes supranumerários incluem impactação, atraso na erupção, erupção ectópica, anomalias no espaçamento e formação de cistos foliculares.

Quando um dente supranumerário provoca sintomas ou sinais clínicos, torna-se necessária a sua remoção. Este tipo de dente supranumerário impactado é normalmente removido através de uma abordagem labial ou palatina quando está localizado perto do processo alveolar. No entanto, as abordagens convencionais labiais ou palatinas para a remoção de um dente supranumerário profundamente impactado requerem remoção óssea excessiva e podem potencialmente causar danos às estruturas adjacentes, como as raízes dos dentes permanentes adjacentes, bem como potencial lesão do nervo nasopalatino. Assim, o dente supranumerário impactado excessivamente profundo localizado na maxila anterior não pode ser removido pela abordagem cirúrgica convencional labial ou palatina. Portanto, o dente supranumerário impactado é removido por cima (ou seja, pelo lado da cavidade nasal). Para este procedimento, é desejável proteger de forma fiável a mucosa nasal e remover a menor quantidade possível de osso.

As brocas rotativas tradicionais são altamente eficazes no corte de tecido ósseo, mas não são selectivas para o osso, pelo que podem causar danos significativos nos tecidos moles circundantes. Além disso, como a cabeça de um instrumento de corte rotativo é relativamente grande, é difícil manobrá-la num local estreito. Uma unidade de piezocirurgia é aproximadamente três vezes mais potente do que uma unidade dentária de ultra-sons convencional, permitindo-lhe cortar através de osso cortical altamente mineralizado. As vibrações obtidas são amplificadas e transferidas para uma ponta de vibração que, quando aplicada com uma ligeira pressão sobre o tecido ósseo, resulta num fenómeno de cavitação, produzindo um efeito de corte mecânico que ocorre exclusivamente no tecido mineralizado. Ao contrário dos instrumentos de corte rotativos convencionais, aos quais o cirurgião deve aplicar um certo grau de pressão, o dispositivo de piezocirurgia necessita apenas de uma pressão mínima, permitindo um corte mais preciso. Estão disponíveis vários tipos de pontas, consoante a aplicação específica e o local da cirurgia, incluindo um bisturi, uma serra de ponta afiada e vários tipos de pontas curvas e/ou rectas. A seleção de uma ponta de acordo com o posicionamento específico e a forma do osso pode facilitar uma abordagem difícil ao local da cirurgia. Embora as vantagens da cirurgia ultrassônica, como incomparável atraumaticidade e precisão cirúrgica, sejam amplamente aceitas pelos cirurgiões orais e craniomaxilofaciais, seu uso para a remoção segura de dentes supranumerários na região da cavidade nasal ainda não foi bem documentado.

Shintaro Sukegawa et al[81] em 2015 relataram um caso com um dente supranumerário invertido e impactado localizado no fundo da cavidade nasal e atrás do incisivo central. Eles realizaram a cirurgia usando um dispositivo de piezocirurgia como uma abordagem minimamente invasiva e segura para remover os dentes supranumerários profundamente impactados na maxila anterior.

Neste caso, a técnica de piezocirurgia pode ser utilizada como um procedimento cirúrgico minimamente invasivo e seguro para a remoção de um dente supranumerário profundamente impactado e adequadamente selecionado.

2) Auto-transplante de dentes

O autotransplante dentário depende da extração atraumática de dentes de dadores. Os dentes dadores potencialmente candidatos a autotransplante estão frequentemente posicionados de forma ectópica e podem necessitar de uma quantidade considerável de perfuração do osso alveolar, potencialmente geradora de calor, para permitir a remoção ou a entrega do dente. Para garantir que um dente extraído continua a ser um candidato viável para autotransplante dentário, os delicados tecidos dentários que contêm células estaminais e que rodeiam o dente em desenvolvimento devem ser minimamente traumatizados. Isto inclui os tecidos perirradiculares e pericoronários ainda em desenvolvimento do dente extraído. A piezocirurgia, que se baseia no corte ósseo por ultra-sons, está associada a um menor trauma térmico no osso e nos tecidos circundantes, quando comparada com as técnicas cirúrgicas tradicionais ou convencionais, que se baseiam na utilização de brocas rotativas e de uma variedade de serras. O facto de os instrumentos piezocirúrgicos não terem arestas vivas, ao contrário das brocas e serras convencionais, torna a piezocirurgia inerentemente mais segura. A piezocirurgia utiliza uma irrigação abundante para arrefecer a ponta ultra-sónica que corta suavemente o osso. A irrigação abundante torna a visualização mais fácil do que com a instrumentação convencional. Assim, a extração piezocirúrgica de dentes autotransplantados de dadores resulta na preparação atraumática de uma unidade dentária transplantável que é capaz de se tornar um dente autotransplantado funcional no seu novo local recetor alveolar.[82]

3) Osteotomias Le Fort I

Em rebordos alveolares severamente atróficos, tanto a maxila como a mandíbula podem apresentar uma discrepância maxilar, com tendência para uma Classe III esquelética e uma perda de dimensão vertical que pode dificultar o tratamento com implantes dentários (Muñoz-Guerra, et al., 2009). 7[l31] A atrofia severa da maxila edêntula pode causar um volume ósseo insuficiente e uma relação vertical, transversal e sagital desfavorável, devido ao padrão de reabsorção tridimensional do edentulismo maxilar a longo prazo.

O aumento do seio maxilar e os procedimentos de enxerto único podem permitir a correção de defeitos ósseos, mas são muitas vezes insuficientes para corrigir a retrusão maxilar grave e o aumento da distância interarcos. As osteotomias Le Fort I permitem o reposicionamento da maxila para a frente ou para baixo para corrigir discrepâncias intermaxilares verticais e transversais. A correção das deficiências ósseas utilizando esta técnica permite a colocação ideal do implante e cria um perfil de tecido mole mais natural que tem impacto no resultado protético global. [12][5][1]

A natureza precisa da piezocirurgia proporciona geometrias de corte exactas, limpas e suaves. Este é um atributo extremamente importante, considerando que um maxilar atrófico é suscetível de apresentar uma estrutura óssea fina e frágil que pode aumentar o risco de fratura acidental.

A aplicação da piezocirurgia nestes casos é defendida em relação a outros instrumentos mecânicos porque minimiza as hipóteses de danos acidentais (Muñoz-Guerra, et al., 2009). [73] O risco para estruturas anatómicas críticas, como o nervo e a artéria palatinos, também é minimizado porque a ação cirúrgica pára quando a inserção de piezocirurgia entra em contacto com estruturas desmineralizadas.

No entanto, é de salientar que a taxa de sucesso dos implantes colocados num maxilar reconstruído após uma técnica Le Fort I e enxerto ósseo é significativamente inferior à dos implantes colocados num maxilar edêntulo, mas não reconstruído (Chiapasco, et al., 2007). A piezocirurgia também tem sido utilizada em vários outros procedimentos cirúrgicos craniofaciais, para além das osteotomias Le Fort, incluindo o enxerto ósseo da calvária e as divisões sagitais mandibulares. [1441]

4) Lateralização do nervo alveolar inferior

Manter o nervo alveolar inferior intacto é essencial para a qualidade de vida do paciente. A localização do nervo alveolar inferior pode variar de forma distinta na mandíbula edêntula. A localização na camada horizontal parece ser bastante estável. Num estudo em cadáveres realizado por Gowgiel, "a distância da borda lateral do feixe neurovascular à superfície externa da placa vestibular era geralmente de meio centímetro nas regiões de molares e pré-molares! [18][3][1] Hur et al. conseguiram encontrar os padrões mais comuns de inervação nervo-fascículo para os dentes mandibulares, embora o tenham feito apenas como uma classificação grosseira baseada em 30 hemifaces de cadáveres. Com o seu estudo anatómico, foi possível detetar vagamente a região onde ocorreu a lesão. [1841] Particularmente em regiões com uma visão limitada, é essencial realizar as osteotomias com uma ferramenta que reduza o risco de danos nos nervos. Isto é possível com o dispositivo piezoelétrico, porque a forma da ponta, o controlo cirúrgico e o efeito de cavitação apoiam o cirurgião em intervenções próximas do nervo alveolar inferior. Isto explica a remoção de dentes do siso profundamente impactados, que muitas vezes estão localizados perto do nervo alveolar inferior, bem como a lateralização do nervo alveolar inferior. Este procedimento é uma alternativa à técnica de aumento se os implantes forem planeados num maxilar edêntulo. Para tal, é desejável um acesso livre e desimpedido ao nervo. Isto pode ser conseguido através da realização de cortes com o dispositivo piezoelétrico, de modo a que a tampa óssea lateral cortical possa ser substituída sobre o feixe neurovascular. Este procedimento protege a estrutura nervosa após a retração e a transposição do nervo. Em situações em que o contacto com o nervo não pode ser evitado, Salami et al. referiram que os efeitos secundários negativos são muito maiores se um instrumento rotativo entrar em contacto com o nervo. [1861] Outra vantagem do dispositivo piezoelétrico é que os doentes sentem menos stress e medo porque produz menos ruído. As microvibrações do dispositivo piezoelétrico, em comparação com uma broca convencional, parecem ser menos stressantes para o doente. A única desvantagem conhecida de que temos conhecimento é o tempo de operação ligeiramente mais longo, mas isso pode ser aceite tendo em conta todas as vantagens.

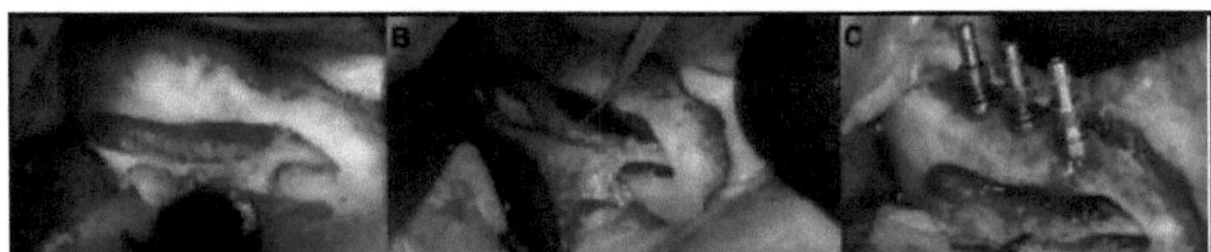

Fig. 30: Lateralização do nervo alveolar inferior (mandíbula direita)

5) Cistectomia

Esta técnica não exige que se cortem tecidos moles (gengivas, vasos, nervos, músculos). Por conseguinte, a cistectomia pode ser efectuada sem risco de ferir os nervos ou vasos subjacentes adjacentes.

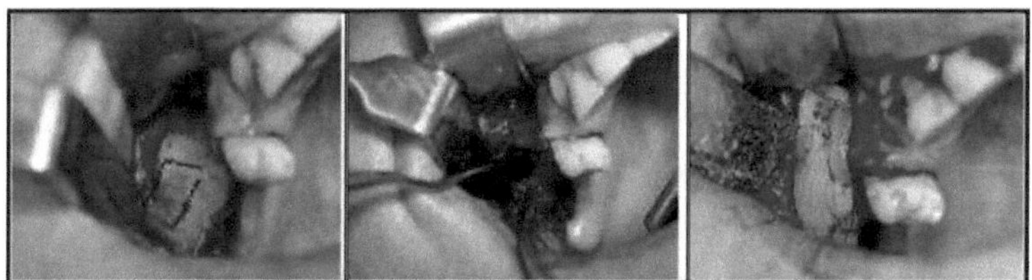

Fig. 31: Cistectomia minimamente operatória e atraumática

IV. APLICAÇÕES ORTODÔNTICAS

O tratamento ortodôntico em adultos dura normalmente 2-3 anos. No entanto, os pacientes com exodontia necessitam de um período de tempo mais longo. Quanto mais longo for o tratamento, maiores são os riscos de gengivite, desmineralização do esmalte, cárie dentária e até reabsorção radicular. Atualmente, as terapias que aceleram a movimentação do dente ortodôntico incluem principalmente medicamentos, fisioterapia e intervenções cirúrgicas[86]. [86]

À medida que a piezocirurgia se torna amplamente aplicada na ressecção de tumores, na promoção da cicatrização de fracturas, no tratamento de não-uniões ósseas, na aceleração da maturidade e da remodelação após osteogénese de distração, é gradualmente introduzida na remodelação do osso alveolar ortodôntico para promover o efeito de movimento do dente. [86]

As intervenções cirúrgicas nos rebordos alveolares com o objetivo de facilitar o tratamento ortodôntico não são novas. Em 2003, os irmãos Wilco relataram um caso tratado com decorticação alveolar concomitante com enxerto ósseo para expandir o volume alveolar e permitir a rápida movimentação dentária para os locais recém-expandidos. Esta abordagem, que combina um tratamento ortodôntico facilitado por corticotomia e um aumento alveolar periodontal, foi denominada *procedimento ortodôntico osteogénico acelerado.* Requer a elevação de retalhos de espessura total vestibular e lingual, com extensas decorticações do osso alveolar vestibular e lingual. Esta lesão física é responsável pelo início de um processo de desmineralização temporária, associado a um aumento do turnover ósseo regional que caracteriza o ***fenómeno de aceleração regional*** (RAP). Os autores supõem que esta osteopenia transitória (diminuição da densidade óssea, mesmo volume ósseo) é responsável pelo rápido movimento dentário, uma vez que os dentes se movem num ambiente mais= maleável". [

]87

Em 2007, Vercelotti e Podesta introduziram a utilização da piezocirurgia em conjunto com as elevações de retalho convencionais para criar um ambiente propício à rápida movimentação dentária. Embora bastante eficazes, essas técnicas também são bastante invasivas por natureza, pois exigem extensas elevações de retalho e cirurgia óssea. Têm o potencial de gerar desconforto pós-cirúrgico, bem como complicações pós-operatórias. Devido a estas deficiências, não têm sido amplamente aceites pelos pacientes ou pelas comunidades dentárias. [87]

Em 2009, introduzimos um novo procedimento minimamente invasivo a que chamámos Piezocision TM'. A ortodontia assistida por Piezocision TM é um procedimento cirúrgico inovador, minimamente invasivo, concebido para ajudar a obter um movimento dentário ortodôntico rápido, ao mesmo tempo que corrige/previne defeitos mucogengivais através da adição de osso e/ou tecidos moles. Esta técnica combina microincisões com tunelização selectiva que permite o enxerto de tecidos duros ou moles e a decorticação óssea piezoeléctrica. As aberturas interproximais microcirúrgicas são feitas na gengiva vestibular para permitir que a faca piezoeléctrica crie a lesão óssea que levará à desmineralização transitória e subsequente movimento dentário acelerado. Esta técnica pode ser utilizada em toda a boca, sendo os cortes efectuados simultaneamente na maxila e na mandíbula (Piezocisão generalizada) ou em segmentos da dentição (Piezocisão localizada) para obter resultados específicos localizados (intrusão, extrusão, distalização de dentes, etc.). [87]

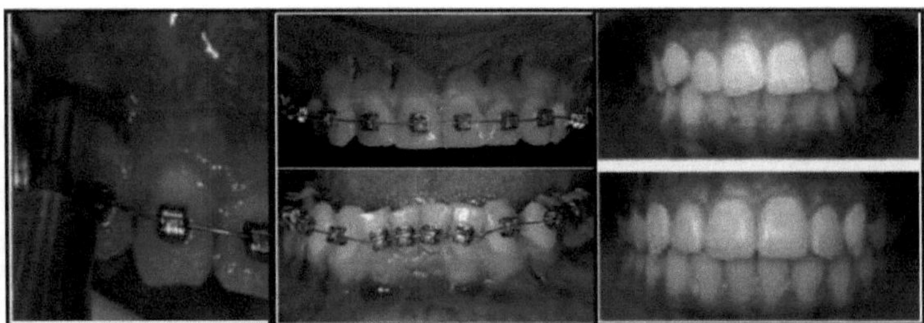

Fig. 32: Tratamento ortodôntico assistido por piezoincisão.

Indicações [87]

- Maloclusões de Classe I com apinhamento moderado a grave (sem extração)

- Correção da mordida profunda
- Maloclusões de classe II seleccionadas
- Ortodontia rápida para adultos
- Intrusão/extrusão rápida dos dentes
- Correção simultânea de defeitos ósseos e mucogengivais
- Prevenção de defeitos mucogengivais que podem ocorrer durante ou após o tratamento ortodôntico

-Tratamentos abrangentes multidisciplinares (incorporando Piezocision generalizada ou localizada)

Contra-indicações [87]

- Doença periodontal ativa
- Dentes anquilosados
- Condições sistémicas que afectam o metabolismo ósseo
- Medicamentos que afectam o metabolismo ósseo
- Doente não cumpridor

Piezocisão generalizada versus localizada

É de extrema importância que a equipa de planeamento do tratamento compreenda que a renovação óssea induzida cirurgicamente se restringe aos locais da cirurgia. Isto é importante porque as incisões ósseas só devem ser efectuadas à volta dos dentes ou grupos de dentes que vão ser movidos. A piezocisão pode, portanto, ser utilizada em toda a boca durante o tratamento ortodôntico convencional, sendo os cortes realizados simultaneamente na maxila e na mandíbula, de segundo molar a segundo molar (veja o caso ilustrado aqui), ou em segmentos da dentição para obter resultados localizados específicos (intrusão, extrusão, distalização de dentes, etc.). Nesse último caso, é a alteração e o uso criterioso do valor relativo de ancoragem dos dentes que permitirá o sucesso do resultado, pois o valor relativo de ancoragem dos dentes distantes do sítio cirúrgico permanece alto, e o valor de ancoragem dos dentes próximos ao sítio cirúrgico permanece baixo. [87]

Piezocisão sequencial

Nalguns casos, a Piezocision pode ser utilizada duas vezes no decurso de um único tratamento, normalmente no final do tratamento ortodôntico, quando o efeito RAP já tiver diminuído há muito tempo e o ortodontista necessitar de um= reforço' para terminar o caso. Isto é feito em algumas áreas da dentição onde são necessárias correcções específicas e localizadas (Piezocisão sequencial). ıı[87]

TÉCNICA DE PIEZOCIRURGIA VERSUS TÉCNICA CONVENCIONAL

Embora tenham passado quase 55 anos desde que o conceito de ostectomia e osteoplastia foi aplicado na cirurgia periodontal para alcançar o contorno ósseo fisiológico desejado, bem como a eliminação de bolsas, não houve uma melhoria significativa na instrumentação utilizada para alcançar estes objectivos. [35]

Os instrumentos disponíveis para a cirurgia óssea incluem cinzéis, limas, limas de ponta e instrumentos rotativos, tais como brocas de carboneto, brocas de diamante e brocas de aço. Recentemente, foi introduzida uma faca piezoeléctrica (Mectron Piezosurgery System) para melhorar os procedimentos cirúrgicos. O corte micrométrico do bisturi permite a máxima precisão intra-operatória com o mínimo de danos nos tecidos, e a frequência selectiva do bisturi minimiza o risco para os tecidos moles adjacentes.

Recentemente, o osso autólogo que tinha sido colhido por diferentes métodos (broca redonda em peça de mão de baixa e alta velocidade, broca de implante em espiral em peça de mão de baixa velocidade, raspador seguro, cinzel Rhodes de ação posterior, alicate rongeur, cinzel de osso em forma de goiva e cirurgia piezoeléctrica) foi examinado utilizando microfotografia e análise histo-morfométrica que avaliou o tamanho das partículas, a percentagem de osso vital e necrótico e o número de osteócitos/unidades de área de superfície. Os resultados mostraram que os melhores métodos para a extração de osso vital são: cinzel ósseo em forma de goiva, ação dorsal, extração em bloco, alicate rongeur e cirurgia piezoeléctrica. Confirmou estudos anteriores sobre os efeitos dos dispositivos piezoeléctricos na morfologia da lasca e na viabilidade celular durante a colheita de lascas de osso. [42, 88] O osso que foi colhido com uma broca redonda em peças de mão de baixa e alta velocidade, uma broca de implante em espiral, ou raspadores seguros, não é adequado para enxerto devido à ausência de osteócitos e à predominância de osso não vital.

Os procedimentos clássicos de divisão de cristas envolvem cinzéis de osso afiados e serras rotativas ou oscilantes. Os cinzéis são introduzidos no osso através de golpes precisos e suaves com um martelo. Este processo é moroso e exige uma capacidade técnica difícil de aprender. As serras rotativas são mais rápidas, mas os tecidos moles, como a língua, a bochecha ou os lábios, podem ser afectados durante a preparação das incisões ósseas e os dentes adjacentes também dificultam a operação. As incisões verticais requerem mais esforço e cuidado com estas técnicas, mas não são um problema com a cirurgia piezoeléctrica; o procedimento de crista dividida é tecnicamente menos sensível e a técnica mais fácil de dominar. Não há risco de lesão dos tecidos moles e qualquer incisão óssea horizontal ou vertical pode ser efectuada facilmente sem danificar as estruturas adjacentes. O efeito da cavitação limpa a área de trabalho e melhora a visibilidade. [6]

A elevação do pavimento do seio maxilar para criar um local adequado para os implantes é comum. Um risco é a danificação da membrana Schneideriana, que pode ocorrer quando se efectua uma osteotomia com brocas ou quando a membrana é elevada com elevadores manuais. A osteotomia óssea piezoeléctrica corta o tecido mineralizado sem danificar a membrana e permite uma separação fácil. Isto foi relatado num estudo de 15 pacientes que foram submetidos a 21 osteotomias piezoeléctricas, das quais 95% foram bem sucedidas. [49] A cirurgia piezoeléctrica também foi utilizada para reconstruir osso vertical e horizontal com um transplante do rebordo zigomático-alveolar.

Os danos neurossensoriais na área inervada do alveolar inferior podem ser um efeito adverso da osteotomia sagital bilateral. Para avaliar a sensibilidade do lábio inferior e do mento após a osteotomia sagital bilateral da mandíbula em 20 pacientes utilizando a cirurgia piezoeléctrica, os cirurgiões maxilofaciais de Lyon mostraram que o nervo alveolar inferior não foi afetado em todos os casos, embora não tenha havido comparação com a técnica padrão para a osteotomia sagital bilateral. Estes resultados confirmam as conclusões de Metzger et al. que compararam a utilização de dispositivos piezoeléctricos com brocas convencionais em tecidos moles e duros para endireitar ou transpor o nervo alveolar inferior em ovelhas. Bovi relatou a mobilização do nervo alveolar inferior com a inserção simultânea de implantes. Ambos os estudos relataram menos danos nos tecidos moles, particularmente no tecido neurovascular, quando se utiliza um dispositivo piezoelétrico do que os métodos convencionais. [6]

Além disso, o corte ósseo piezoelétrico não influencia a remodelação óssea ou a viabilidade celular. Chiriac et al mostraram que as lascas de osso colhidas por cirurgia piezoeléctrica, bem como as lascas de osso colhidas com uma broca rotativa convencional, continham células vitais que se diferenciariam em osteoblastos in vitro.[88] Von See et al mostraram que se o osso fosse colhido com um raspador ou com um dispositivo piezoelétrico, a contagem de células continha mais células semelhantes a osteoblastos nas amostras colhidas.

Os resultados de uma comparação histológica do efeito de uma inserção ultra-sónica padrão com uma broca rotativa e um cinzel cirúrgico foram publicados em 1975. Verificou-se que a inserção ultra-sónica, tal como o cinzel cirúrgico, cortava e não polia o osso. Embora se tenha observado que a broca rotativa produzia a superfície mais lisa do osso, a taxa de cicatrização óssea prosseguia melhor quando o osso era removido pelo cinzel cirúrgico ou pela inserção ultra-sónica. Num estudo de acompanhamento de observações clínicas e histológicas utilizando instrumentos ultra-sónicos na remoção cirúrgica de dentes e cirurgia óssea, verificou-se que as pastilhas ultra-sónicas removiam o osso com facilidade e precisão. Não houve evidência de alterações histológicas prejudiciais. Além disso, o desconforto do paciente parece ter sido reduzido, resultando numa maior aceitação.

Utilizando esta nova técnica, Stubinger et al analisaram o processo de remodelação óssea após osteotomia piezoeléctrica, comparando-o com a remodelação óssea através de técnicas convencionais realizadas com fresas e serras. Analisaram também o seu impacto futuro nas aplicações cirúrgicas, tendo em conta os melhores resultados biológicos. Berengo et al recolheram partículas de osso autógeno e analisaram-nas por histomorfometria, medindo a superfície dos fragmentos ósseos e a percentagem de osso necrótico e vital. [illegible]

Vercellotti et al estudaram o processo de remodelação óssea após osteotomia piezoeléctrica, comparando-o com técnicas convencionais realizadas com brocas de carboneto e diamante. Concluíram que a piezocirurgia proporciona uma reparação óssea mais favorável. [42] Além disso, outros estudos demonstraram que existe uma redução do número de células inflamatórias e um aumento da osteogénese em torno dos implantes piezoeléctricos instalados por ultra-sons, em comparação com os sistemas de brocas convencionais. [48]

Em contraste, os instrumentos rotativos convencionais geram calor excessivo durante as osteotomias, e este calor pode afetar a viabilidade das células ósseas e levar à necrose térmica.[1301]

1. **Vercellotti et al** compararam a resposta do osso após osteotomia e osteoplastia efectuadas com broca de carboneto, broca de diamante e piezocirurgia após 14, 28 e 56 dias. Concluíram o seguinte. (1) Os sítios cirúrgicos tratados com broca carbide e broca diamantada apresentaram perda óssea em 14 dias, ao contrário da piezocirurgia, onde houve aumento de tecido ósseo. (2) Após 28 dias, houve maior nível ósseo e regeneração do cemento e do ligamento periodontal nos 3 sistemas utilizados. (3) Aos 56 dias pós-cirurgia, o sistema de piezocirurgia resultou num aumento da massa óssea, enquanto que as brocas de carbeto e diamante resultaram numa perda de tecido ósseo. Este estudo demonstrou a maior capacidade de regeneração óssea e eficácia com a piezocirurgia. [42]

2. **Barone et al** realizaram um estudo comparativo entre brocas convencionais e um dispositivo piezoelétrico de osteotomia e elevação da membrana sinusal para colocação de implantes. Todos os seios maxilares foram enxertados com partículas de osso. De um lado, foram utilizadas brocas diamantadas convencionais e, do outro, pontas ultra-sónicas piezoeléctricas. O tempo necessário para a osteotomia da janela foi maior com o dispositivo de osteotomia piezoelétrico. As perfurações da membrana sinusal foram menores em percentagem com a utilização de ultra-sons (23% vs. 30%). [12]

3. **Leclercq et al.** estudaram algumas aplicações clínicas da técnica piezoelétrica do ultrassom, como a remoção não traumática de implantes osseointegrados, a remoção de enxertos ósseos na região do ramo mandibular e mento e a lateralização do nervo alveolar inferior. Apresentaram maior segurança para o cirurgião, proporcionando maior conforto ao paciente, e redução dos traumas causados por brocas, serras e cinzéis. [91] O procedimento piezoelétrico facilitou a manipulação próxima ao nervo alveolar inferior. O dispositivo apresenta algumas deficiências, como a fragilidade das pontas e o maior tempo cirúrgico. Leclercq et al. também abordaram as aplicações físicas, tecnológicas e clínicas da cirurgia piezoeléctrica. Os resultados histológicos mostraram uma diminuição da necrose térmica óssea com a cirurgia piezoeléctrica

em comparação com outros métodos. Concluíram que o ultrassom piezoelétrico é uma ferramenta que permite realizar, com eficiência, cirurgias delicadas e que, em mãos experientes, esse método é menos invasivo. [91]

4. **Chiriac et al** investigaram a influência da osteotomia piezoeléctrica em relação à morfologia óssea intra-oral, viabilidade e diferenciação celular. Amostras de partículas de osso cortical foram coletadas por ultrassom ou brocas convencionais. As partículas ósseas foram comparadas por análise histomorfométrica. O estudo concluiu que as partículas de osso autógeno recolhidas com ultra-sons continham células vitais que se diferenciavam em osteoblastos, em comparação com as osteotomias convencionais. [88]

5. **Ueki et al.** avaliaram o nervo alveolar inferior através da recuperação neurosensorial (recuperação da sensibilidade) após osteotomia sagital bilateral com piezocirurgia. A integridade anatómica do nervo alveolar inferior foi observada em todos os casos. O aparelho de ultrassom utilizado na osteotomia sagital bilateral permite a recuperação neurosensorial do nervo alveolar inferior. Os resultados mostraram rápido retorno da sensibilidade e preservação da integridade anatômica do nervo alveolar inferior com a aplicação da piezoeletricidade. [92]

6. **Segundo Leclercq et al.**, o ultrassom piezoelétrico é um dispositivo cirúrgico capaz de cortar tecidos duros com precisão. Utiliza microvibrações ultra-sónicas aplicadas às pontas de nitreto de titânio. Por ser um fenómeno de agitação, pode induzir a desorganização e a fragmentação da interface sólido-líquido através dessas vibrações. Como qualquer fenómeno de energia, pode provocar efeitos térmicos e eventual queima dos tecidos biológicos. O dispositivo é composto por pontas activas específicas para cirurgia periodontal, avulsão dentária, elevação do seio maxilar e enxertos ósseos (particulados e em bloco). O dispositivo proporciona facilidade para aplicações cirúrgicas pela segurança, facilidade de acesso a locais difíceis e menor risco de lesões em tecidos moles. [91]

7. **Labanca et al corroboraram** os achados de Preti et al e afirmaram que o uso do ultrassom para osteotomia reduz o dano aos osteócitos e promove a sobrevivência das

células ósseas durante a coleta óssea. Além disso, verificaram que a técnica cirúrgica piezoeléctrica é mais eficaz na estimulação da osteogénese em torno do implante, promovendo assim um maior número de osteoblastos nos locais receptores do implante e reduzindo os precursores inflamatórios locais. [6]

8. **Gonzalez-Garcia *et al.*** realizaram um estudo com 17 distrações alveolares verticais na região posterior da mandíbula, sendo 7 no lado direito e 10 no lado esquerdo. Os resultados foram comparados entre duas abordagens: técnica convencional e técnica piezoeléctrica. Após a análise de vários critérios, os autores concluíram que a utilização da osteotomia piezoeléctrica na distração osteogénica com o objetivo de aumentar a altura do rebordo alveolar antes da instalação de implantes dentários é mais fácil para o cirurgião e menos propensa a complicações intra-operatórias em comparação com os procedimentos de osteotomia convencionais. No entanto, os resultados também sugerem que a osteotomia piezoeléctrica aumenta o risco de complicações pós-operatórias e reduz a taxa de sucesso global da reabilitação, uma vez que o *espaço* deixado após a osteotomia piezoeléctrica é maior do que o da osteotomia realizada com instrumentos convencionais, em que a conclusão do corte ósseo é realizada com cinzéis finos.[93]

9. **Jordi C et al (2018)** discutiram que o aumento do seio maxilar (MSA) é uma intervenção bem-sucedida e previsível com baixas taxas de complicações. Perfurações da membrana Schneideriana podem ocorrer, prejudicando o sucesso geral. O objetivo deste estudo foi comparar a incidência de perfurações da membrana entre instrumentos rotativos convencionais e dispositivos piezoeléctricos numa meta-análise. Foi realizada pesquisa eletrônica nas bases de dados MEDLINE e PubMed, avaliando a literatura de 1980 a 2016. A meta-análise foi realizada com os estudos que atenderam aos critérios de inclusão. Foi determinada a incidência de perfurações entre convencional e piezo durante a elevação do assoalho do seio maxilar lateral, e foram realizados gráficos de floresta e um teste t para análise de significância. A pesquisa forneceu 377 artigos, dos quais 69 puderam ser incluídos. Foram incluídos estudos prospectivos e retrospectivos seleccionados, não aleatórios e não controlados. Os instrumentos rotativos convencionais foram associados a uma taxa de perfuração de 24% e os dispositivos piezoeléctricos a 8%, com uma diferença estatisticamente

significativa entre as duas modalidades ($p<0,05$).[ ][94]

VANTAGENS, LIMITAÇÕES E CONTRA-INDICAÇÕES

Vantagens

1. Corte com precisão e segurança [ ][4]

O dispositivo ultrassónico implica um corte micrométrico que depende da microoscilação da peça de mão. Varia entre 20μm e 200μm, o que é mais pequeno do que a largura alcançada com instrumentos rotativos, oferecendo assim uma precisão superior no corte acompanhada de nenhuma perda óssea.

2. Grande controlo do dispositivo cirúrgico [ ][4]

A peça de mão piezocirúrgica atinge a sua maior eficiência quando se aplica uma carga de 0,5 kg, em comparação com as brocas convencionais que têm de ser carregadas com uma força de 2 kg a 3 kg. A piezocirurgia também oferece uma melhor sensibilidade tátil ao médico.

3. Local da cirurgia sem hemorragia [ ][4]

Não há sangramento do tecido ósseo quando se corta com o ultrassom, o que proporciona uma boa visibilidade do local de operação e permite realizar o procedimento com muita precisão. A razão para isto é que o efeito de cavitação cria bolhas a partir da solução salina fisiológica, que levam à implosão e geram a onda de choque que causa a micro-coagulação. A piezocirurgia ajuda a manter a assepsia devido ao ambiente de água estéril.

4. Corte seletivo e invasão operatória mínima [ ][4]

Reduz o risco de perfuração da membrana de Schneider devido ao corte seletivo que se limita apenas às estruturas mineralizadas - osso. Isto deve-se às frequências ultra-sónicas que são utilizadas (25-29 kHz), uma vez que os tecidos duros e os tecidos moles são cortados a uma frequência diferente.

5. Regeneração óssea e processo de cicatrização mais rápidos [ ][4]

As moléculas de oxigénio libertadas durante o corte têm um efeito antissético e a vibração dos ultra-sons estimula o metabolismo das células. Além disso, a ausência de necrose na área cortada acelera a regeneração óssea. Os danos nos tecidos moles não são notados.

6. Sem risco de enfisema [ ][4]

O risco de enfisema subcutâneo é reduzido devido ao efeito de aerossol que o aparelho de ultra-sons produz, ao contrário do efeito de pulverização de ar-água gerado na osteotomia com instrumentos rotativos.

7. Diminuição da dor pós-intervenção [ ][4]

Devido ao facto de a ação ser menos invasiva e produzir menos danos colaterais nos tecidos, resulta numa melhor cicatrização.

8. Redução do stress traumático [ ][4]

O dispositivo produz menos ruído e apenas microvibrações em comparação com um motor convencional, pelo que o medo e o stress psicológico do doente são reduzidos.

Com todos os méritos acima mencionados da Piezocirurgia em relação à técnica convencional, a Piezocirurgia aumenta a adesão dos doentes. Pode ser aplicada em pacientes pediátricos e clinicamente comprometidos.

Limitações [ ][4]

1. A maior desvantagem do procedimento com a unidade de piezocirurgia é o aumento do tempo de operação necessário para a preparação do osso.
2. Não recomendado em doentes com pacemakers.
3. A compra de um dispositivo pode inicialmente ser um encargo financeiro.
4. As dificuldades encontradas nos locais de osteotomias mais profundas devem-se à falta de um inserto de comprimento e espessura adequados para evitar o aumento da pressão da mão, impedindo a microvibração do inserto[ ][2]
5. As pastilhas desgastam-se muito rapidamente e, por isso, recomenda-se que não ultrapasse as dez utilizações em cirurgia óssea, porque podem partir-se ou causar danos nos tecidos devido ao calor descontrolado.[ ][2]

DISCUSSÃO

A piezocirurgia é uma técnica cirúrgica relativamente nova para a periodontologia e implantologia que pode ser utilizada para complementar os procedimentos cirúrgicos tradicionais e, em alguns casos, pode substituir os procedimentos tradicionais.

O efeito de cavitação produzido pela ponta oscilante movimenta o fluido de irrigação, o campo cirúrgico fica sem sangue e as hipóteses de necrose pós-operatória são menores. O risco de enfisema subcutâneo também é reduzido devido ao efeito de aerossol que o dispositivo ultrassónico produz, ao contrário do efeito de pulverização de ar-água gerado na osteotomia com instrumentos rotativos.

Há menos produção de ruído e apenas são produzidas micro vibrações em comparação com um motor convencional, pelo que o medo e o stress psicológico do doente são reduzidos. Os efeitos dos instrumentos mecânicos na estrutura do osso e a viabilidade das células são importantes na cirurgia regenerativa. As temperaturas relativamente elevadas, aplicadas mesmo durante um curto período de tempo, são perigosas para as células e provocam a necrose dos tecidos.

A cirurgia óssea piezoeléctrica parece ser mais eficaz nas primeiras fases da cicatrização óssea: induz um aumento mais precoce das proteínas morfogenéticas ósseas, controla melhor o processo inflamatório e estimula a remodelação do osso logo 56 dias após o tratamento. Toda a moeda tem duas faces. A piezocirurgia também está associada a algumas limitações. O tempo de operação para osteotomias é ligeiramente mais longo do que com serras tradicionais. E o aumento da pressão de trabalho impede a vibração dos dispositivos que transformam a energia vibratória em calor, pelo que os tecidos podem ser danificados. A utilização de irritantes ajuda na cavitação e também a evitar o sobreaquecimento. A intensidade do líquido de arrefecimento pode ser ajustada em função das diferentes preparações. A solução de arrefecimento é utilizada a 4 graus centígrados.

CONCLUSÃO

A piezocirurgia é um mecanismo de corte ósseo elegante e seguro que aplica microvibrações ultra-sónicas, obtendo resultados altamente previsíveis. Os principais benefícios da piezocirurgia incluem o corte preciso do osso, a proteção dos tecidos moles, a perda mínima de sangue, o campo cirúrgico desobstruído, o mínimo de som e vibração e o bom conforto do paciente com uma segurança óptima para as estruturas dentárias. A piezocirurgia, apesar do tempo intra-operatório mais longo e da necessidade de adquirir competências e formação profissionais, transformou procedimentos altamente exigentes em procedimentos fáceis e altamente viáveis, mesmo em regiões inacessíveis. A recuperação pós-operatória e a cicatrização de feridas após a PS são favoráveis à obtenção de uma regeneração óssea óptima. Com os avanços tecnológicos emergentes, o dispositivo piezocirúrgico será uma modalidade promissora com inúmeras aplicações nas várias disciplinas da medicina dentária.

BIBLIOGRAFIA

1) Agarwal E, Masamatti S, Kumar A. Papel crescente da piezocirurgia na terapêutica dentária. J Clin Diagn Res 2014; 8(10): ZE08-ZE11.

2) Thomas M, Akula U, Ealla KK, Gajjada N. Peizosurgery: Uma bênção para a periodontia moderna. J Int Soc Prevent Communit Dent 2017; 7: 1-7

3) Rahnama M, Czupkallo L, Czajkowski L, Grasza J, Wallner J. A utilização da piezocirurgia como método alternativo de cirurgia minimamente invasiva na experiência dos autores. Videosurgery Miniinv 2013; 8 (4): 321-326.

4) Cardoni A. Melhorar a Implantologia Oral com ultra-sons de potência. IEEE Transactions on Ultrasonics, Ferroelectrics, and Frequency Control 2010; 57(9): 1936-1942.

5) Gupta S, Gautam V, Gupta A. Piezosurgery - Uma Abordagem Revolucionária em Cirurgias Periodontais. Int J Dent Health Sci 2015; 2(5): 1205-1221.

6) Labanca M, Azzola F, Vinci R, Rodella L. Cirurgia piezoeléctrica: Vinte anos de utilização. Br J Oral Maxillofac Surg 2008; 46: 265-269.

7) Rashad A, Kaiser A, Prochnow N, Schmitz I, Hoffmann E , Haurer P. Produção de calor durante diferentes preparações de osteotomia ultra-sónica e convencional para implantes dentários. Clin Oral Implant Res. 2011; 22(12): 1361-65.

8) Romeo U, Vecchio A D, Palaia G, Tenore G, Visca P, Maggiore G. Danos ósseos induzidos por diferentes instrumentos cortantes - um estudo in vitro. Braz Dent J. 2009; 20(2): 162-168.

9) Chopra P, Chopra P. Piezosurgery e as suas aplicações em Periodontologia e Implantologia. Int J Contem Dent. 2011; 2(4): 16-24.

10) Stubinger S, Stricker A, Berg B. Piezosurgery in implant dentistry. Medicina Dentária Clínica, Cosmética e de Investigação 2015; 7: 115-124.

11) Eggers G, Klein J, Blank, J Hassfeld, S. Piezosurgery: um dispositivo de ultra-sons para cortar osso e a sua utilização e limitações na cirurgia maxilofacial. Br J Oral Maxillofac Surg 2004; 42: 451-3.

12) Barone A, Santini S, Marconcini S, Giacomelli L, Gherlone E, Covani U. Osteotomia e elevação da membrana durante o procedimento de aumento do seio maxilar. Um estudo comparativo: dispositivo piezoelétrico vs instrumentos rotativos convencionais. Clin Oral Implants Res 2008; 19: 511-515.

13) A. G. Nielson, J. R. Richards, e R. B. Walcott. Instrumento de corte dentário ultrassónico,! Int. J. Am. Dent. Assoc. 1957; 50(4): 392-399.

14) Sociedade Americana de Física. Este mês na história da física: março de 1880 - os irmãos Curie descobrem a piezoeletricidade.2014. Disponível em: http://www.aps.org/publications/apsnews/201403/physicshistory.cfm. Acessado em 10 de julho de 2015.

15) McFall TA, Yamane GM, Burnett GW. Comparação do efeito de corte no osso de um dispositivo de corte ultrassónico e de brocas rotativas. J Oral Surg Anesth Hosp Dent Serv. 1961; 19: 200-209.

16) Horton JE, Tarpley TM Jr, Wood LD. A cicatrização de defeitos cirúrgicos no osso alveolar produzidos com instrumentação ultra-sónica, cinzel e broca rotativa. Oral Surg Oral Med Oral Pathol. 1975; 39: 536-546.

17) Torrella F, Pitarch J, Cabanes G, Anitua E. Ostectomia ultra-sónica para a abordagem cirúrgica do seio maxilar: uma nota técnica. Int J Oral Maxillofac Implants 1998; 13: 697-700.

18) Stübinger S, Kuttenberger J, Filippi A, Sader R e Zeilhofer H-F. Piezocirurgia intra-oral: Resultados preliminares de uma nova técnica. J Oral Maxillofac Surg 2005; 63(9): 1283-1287.

19) Hoigne DJ, Stübinger S, Kaenel OV, Shamdasani S e Hasenboehler P. Osteotomia piezoeléctrica na cirurgia da mão: primeiras experiências com uma nova técnica. BMC Musculoskeletal Disorders 2006; 7: 36.

20) Schlee M, Steigmann M, Dr.umedic stom, Bratu E, Garg A. Piezosurgery: Noções básicas e possibilidades. Implant Dent 2006; 15(4): 334-340.

21) Sohn DS, Ahn MR, Lee WH, Yeo DS, Lim SY. Osteotomia piezoeléctrica para colheita intra-oral de blocos de osso. Int J Periodontics Restorative Dent. 2007; 27(2): 127-31.

22) Happe A. Utilização de um dispositivo cirúrgico piezoelétrico para colher enxertos ósseos do ramo mandibular: relato de 40 casos. Int J Periodontics Restorative Dent. 2007; 27(3): 241-249.

23) Kshirsagar J, Premkumar K, Yashodha SR, Nirmal MT. Piezosurgery: Cirurgia óssea ultra-sónica em periodontia e implantologia oral: Revisão IJHDS 2015; 1(5): 19-22

24) Vercellotti T. Características tecnológicas e indicações clínicas da cirurgia óssea

piezoeléctrica. Minerva Stomatologica 2004; 53: 5.

25) Yaman Z, Suer BT. Cirurgia piezoeléctrica em cirurgia oral e maxilofacial. Ann Maxillofac Surg 2013; 1(1):5: 1-9.

26) Nalbandian S. Técnicas de piezocirurgia em Implantodontia. Aust Dent Pract 2011; 116-26.

27) Walmsley AD, Laird WR, Williams AR. Remoção de placa dentária por atividade cavitacional durante a destartarização ultra-sónica. J Clin Periodontol 1988 ; 15(9): 539-43.

28) Seshan H, Konuganti K, Zope S. Piezocirurgia em periodontologia e implantologia oral. J. Indian Soc Periodontol 2009; 13(3): 155-156.

29) Garcia AC, Frcitas MD, Martin MS, Garcia AG. Osteotomia piezoeléctrica e convencional na Osteogénese de Distração Alveolar numa série de 17 pacientes. Int J Oral Maxillofac Implants 2008; 23(5): 891-96.

30) Vercellotti T e Klokkevold PR. Avanços tecnológicos na cirurgia de implantes: Cirurgia Óssea Piezoeléctrica. In: Micheal. Newman, Henry Takei. Periodontologia Clínica de Carranza. 11.ª ed. Rohit house, Tolstoy marg, Nova Deli: Elsevier; 2012. p. 776-777.

31) 31)Bharath Chandra GNR, Valavalkar N, Prakash S. PIEZOSURGERY: Uma ferramenta versátil em periodontologia e implantologia oral. IJDR 2017; 5(2): 139-142.

32) Tharani A, Arun Kumar P, Esther Nalini H, Renuka Devi R. Aplicação de piezocirurgia em periodontia e implantodontia. Int J Recent Sci Res. 2018; 9(4): 26291-26295.

33) Ajeya Kumar EG, Neha Toshniwal, Vinayak S Gowda. Cirurgia óssea por ultrassom: um benefício para o osso. IJOCR 2013;1(1): 20-25.

34) Moghaddas H, Stahl SS. Remodelação do osso alveolar após cirurgia óssea. Um estudo clínico. J Periodontol 1980; 51: 376-381.

35) Schluger S. Ressecção óssea: Um princípio básico na cirurgia periodontal. Oral Surg 1949; 2: 316-325.

36) Cohen ES. Cirurgia óssea ressectiva. Em: Cohen ES (ed). Atlas de Cirurgia Periodontal Cosmética e Reconstrutiva, ed 2. Philadelphia: Lea & Febiger, 1994: p. 259-283.

37) Matherson DG. Uma avaliação da cicatrização após cirurgia periodontal óssea em macacos. Int J Periodontics Restorative Dent 1988; 8: 8-39.

38) Caffesse RG, Ramfjord SP, Nasjleti CE. Retalhos periodontais em bisel reverso em macacos. J Periodontol 1968; 39: 219-235.

39) Lobene R, Glickman I. A resposta do osso alveolar ao desbaste com pedras de diamante rotativas. J Periodontol 1963; 34: 105-119.

40) Wilderman MN, Pennel BM, King K, Barron JM. Histogénese da reparação após cirurgia óssea. J Periodontol 1970; 41: 551-565.

41) Mills MP, McDonnell HT. Cirurgia óssea: A abordagem ressectiva. In: Nevins M, Mellonig JT (eds). Terapia Periodontal: Clinical Approaches and Evidence of Success (Abordagens Clínicas e Evidências de Sucesso). Chicago: Quintessence 1998: 173-185.

42) Vercelotti T, Nevins ML, Kim DM, Wada K, Schenk RK, Florellini JP. Resposta óssea após terapia ressectiva com piezocirurgia. Int J Periodontics Restorative Dent 2005; 25(6): 543-49.

43) Troiani C et al. Cirurgia piezoeléctrica: uma nova realidade para cortar e gerir o osso em maxilo-odonto-estomatologia. Int J Maxillo odontostomatology 2005; 4:23-8.

44) Vercellotti T, Paoli SD, Nevins M. A osteotomia piezoeléctrica da janela óssea e a elevação da membrana sinusal: Introdução de uma nova técnica para a simplificação do procedimento de aumento do seio maxilar. Int J Periodontics Restorative Dent 2001; 21: 561-67.

45) Eriksson AR, Albrektsson T, Albrektsson B. Calor causado pela perfuração de osso cortical. Temperatura medida in vivo em pacientes e animais. Ata Orthop Scand 1984; 55(6): 629-31.

46) Vercelotti T, Crovace A, Palermo A, Molfetta A. A osteotomia piezoeléctrica em ortopedia: avaliações clínicas e histológicas (estudo piloto em animais). Jornal Mediterrânico de Cirurgia Médica. 2001; 9: 89-95.

47) Stubinger S, Robertson A, Zimmerer KS, Leiggener C, Sader R, Kunz C. Colheita piezoeléctrica de um enxerto ósseo autógeno da região zigomaticomaxilar: relato de caso. Int J Periodontics Restorative Dent 2006; 26: 453-7.

48) Preti G, Martinasso G, Peirone B, et al. Citocinas e factores de crescimento envolvidos na osseointegração de implantes orais de titânio posicionados com

cirurgia óssea piezoeléctrica versus uma técnica de perfuração: um estudo piloto em minipigs. J Periodontol 2007; 78: 716-22.

49) Esteves JC, Marcantonio E Jr, De Souza Faloni AP, et al. Dinâmica da consolidação óssea após osteotomia com piezocirurgia ou perfuração convencional - análise histomorfométrica, imunohistoquímica e molecular. J Transl Med. 2013; 11: 221.

50) Ma L, Stübinger S, Liu XL, Schneider UA, Lang NP. Cicatrização de locais de osteotomia aplicando piezocirurgia ou duas lâminas de serra convencionais: um estudo piloto em coelhos. Int Orthop. 2013; 37: 1597-1603.

51) L. S. Matthews e C. Hirsch. -Temperaturas medidas no osso cortical humano durante a perfuração.I J Bone Joint Surg Am. 1972; 54(2): 297-308.

52) G. Cordioli e Z. Majzoub. -Geração de calor durante a preparação do local do implante: um estudo in vitro". Int J Oral Maxillofac Implants 1997; 12(2): 186-193.

53) A.C.G.D.S. Carvalho, T.P. Queiroz, R. Okamoto, R. Margonar, I. R. Garcia Jr., e O. Magro Filho. -Avaliação do aquecimento ósseo, viabilidade celular óssea imediata e desgaste de brocas de alta resistência após a criação de osteotomias de implantes em tíbias de coelhos,I Int J Oral Maxillofac Implants 2011; 26(6): 1193-1201.

54) C. Rouiller e G.Majno. -Estudos morfológicos e químicos dos ossos após a aplicação de calor.I Beitr Pathol Anat 1953; 113(1): 100-120.

55) L. S. Matthews, C. A. Green, e S. A. Goldstein. -Os efeitos térmicos da inserção de pinos de fixação esquelética no osso,I J Bone Joint Surg Am. 1984; 66(7): 1077-1083.

56) P. Trisi,M. Berardini, A. Falco,M. P. Vulpiani, e L.Masciotra. -Efeito do aquecimento de 50 a 60°C na osseointegração de implantes dentários em osso denso: um estudo histológico in vivo.I Implant Dent 2014; 23(5): 516-521.

57) Lamazza L, Garreffa G, Laurito D, Lollobrigida M, Palmieri L e Biase A. Variabilidade dos valores de temperatura na preparação do local do implante piezoelétrico: Diferenças entre o osso bovino cortical e corticocancelo. Biomed Res Int 2016; 1-7.

58) Lamazza L, Laurito D, Lollobrigida M, Brugnoletti O, Garreffa G, De Biase A. Identificação de possíveis factores que influenciam a elevação da temperatura durante a preparação do local do implante com a técnica piezoeléctrica. Ann Stomatol (Roma) 2015; 5: 115-122.

59) Heinemann F, Hasan I, Kunert-Keil C, et al. Investigações experimentais e histológicas do osso utilizando duas técnicas diferentes de osteotomia oscilante em comparação com a osteotomia rotativa convencional. Ann Anat. 2012; 194: 165-170.

60) Harder S, Wolfart S, Mehl C, Kern M. Desempenho dos dispositivos ultra-sónicos para cirurgia óssea e desenvolvimento da temperatura intra-óssea associada. Int J Oral Maxillofac Implant. 2009; 24: 484-90.

61) F. Karaca, B. Aksakal, e M. Kom. -Influência dos parâmetros de perfuração ortopédica na temperatura e histopatologia da tíbia bovina: um estudo in vitro. I Med Eng Phys 2011; 33(10): 1221-1227.

62) B. C. Sener, G. Dergin, B. Gursoy, E. Kelesoglu, e I. Slih. -Efeitos da temperatura de irrigação no controlo do calor in vitro em diferentes profundidades de perfuração. I Clin Oral Implants Res. 2009; 20(3): 294-298.

63) F. Stelzle, C. Frenkel, M. Riemann, C. Knipfer, P. Stockmann, e E. Nkenke. -O efeito da carga na produção de calor, efeitos térmicos e gasto de tempo durante a preparação do local do implante - uma comparação experimental ex vivo entre piezocirurgia e perfuração convencional! Clin Oral Implants Res. 2014; 25(2): 140-148.

64) Stoetzer M, Felgentrager D, Kampmann A, et al. Efeitos de um novo dispositivo piezoelétrico na microcirculação periosteal após preparação subperiosteal. Microvasc Res. 2014; 94: 114-118.

65) Sherman JA, Davies HT. Ultracision: o bisturi harmónico e as suas possíveis utilizações na cirurgia maxilofacial. Br J Oral Maxillofac Surg 2000; 38: 530-2.

66) Cordaro L. Aumento bilateral simultâneo do assoalho do seio maxilar com mandíbula particulada. Relato de uma técnica e resultados preliminares. Clin Oral Implants Res. 2003; 14: 201-206.

67) Proussaefs P, Lozada J. A utilização de uma membrana de colagénio reabsorvível em conjunto com enxerto ósseo autógeno e mineral bovino inorgânico para o aumento do rebordo alveolar vestibular/labial: Um estudo piloto. J Prosthet Dent. 2003; 90: 530-538.

68) Wallace SS, Froum SJ. Efeito do aumento do seio maxilar na sobrevivência dos implantes dentários endósseos. Uma revisão sistemática. Ann Periodontol. 2003; 8: 328343.

69) Hokugo A, Kubo Y, Takahashi Y, et al. Pré-fabricação de enxerto ósseo vascularizado utilizando regeneração óssea guiada. Tissue Eng. 2004; 10: 978-986.

70) Palti A. Ridge splitting e técnicas de implante para o maxilar anterior. [Entrevista]. Dent Implantol Update. 2003; 14: 25-32.

71) Strietzel FP, Nowak M, Kuchler I, et al. Perda óssea alveolar peri-implantar em relação à qualidade óssea após a utilização da técnica de osteótomo: Resultados de um estudo retrospetivo. Clin Oral Implants Res. 2002; 13: 508-513.

72) Wallace S, Mazor Z, Froum S/ Cho S/ Tarnow D. Taxa de Perfuração da Membrana Schneideriana durante a Elevação do Seio com Piezocirurgia: Resultados clínicos de 100 casos consecutivos. Int J Periodontics Restorative Dent 2007; 27: 413-419.

73) Muñoz-Guerra MF, Naval-Gías L, Capote-Moreno A. Osteotomia Le Fort I, elevação bilateral do seio maxilar e enxerto ósseo inlay para reconstrução da maxila severamente atrófica: uma nova visão da técnica de sanduíche, utilizando raspadores ósseos e piezocirurgia. J oral Maxillofac Surg. 2009; 67(3): 613-618.

74) Palti, A. e T. Hoch. "Um conceito para o tratamento de vários defeitos ósseos dentários". Implant Dent 2011; 1: 73-78.

75) Kelly A, Flanagan D. Expansão do rebordo e colocação imediata com piezocirurgia e expansores de parafuso em locais maxilares atróficos: dois relatos de casos. J Oral Implantol. 2013; 39(1): 85-90.

76) Lee HJ, Ahn MR, Sohn DS. Osteogénese de distração piezoeléctrica na área anterior atrófica do maxilar: relato de um caso. Implant Dent. 2007; 16(3): 227-234.

77) Robiony, M., F. Polini, et al. "Corte ósseo ultrassónico para expansão rápida da maxila assistida cirurgicamente (SARME) sob anestesia local." Int J Oral Maxillofac Surg 2007; 36(3): 267-9.

78) Rana, M., N. C. Gellrich, et al. "Avaliação da expansão rápida da maxila assistida cirurgicamente com piezocirurgia versus serra oscilante e osteotomia com cinzel - um ensaio prospetivo aleatório." Ensaios 2013; 14: 49.

79) Salami A, Vercellotti T, Mora R e Dellepiane M. Cirurgia óssea piezoeléctrica em cirurgia otológica. Otolaryngol Head Neck Surg 2007; 136: 484-485.

80) Arakji H, Shokry M e Aboelsaad N. Comparação entre Piezocirurgia e Instrumentos Rotativos Convencionais para Remoção de Terceiros Molares Mandibulares Impactados: Um Ensaio Clínico e Radiográfico Controlado e Aleatório. Revista Internacional de Odontologia 2016: 1-7.

81) Sukegawa S, Kanno T, Kawakami K, Shibata A, Takahashi Y, e Furuki Y. Utilização de uma Técnica de Piezocirurgia para Remover um Dente Supranumerário Profundamente Impactado na Maxila Anterior. Relatos de Casos em Medicina Dentária Volume 2015; 1-4

82) Ylikontiola L P e Sándor G K. Autotransplante de dente do dador com recurso a piezocirurgia. Ann Maxillofac Surg. 2016; 6(1): 75-77.

83) Gowgiel JM. A posição e o curso do canal mandibular. J Oral Implantol. 1992; 18: 383-385.

84) Hur MS, Kim HC, Won SY, et al. Topografia e disposição espacial fascicular do nervo alveolar inferior humano. Clin Implant Dent Relat Res. 2013; 15: 8895.

85) Salami A, Dellepiane M, Mora R. Uma nova abordagem à descompressão do nervo facial: utilização de piezocirurgia. Ata Otolaryngol. 2008; 128: 530-533.

86) Jinyou Han e Hong He. Efeitos da piezocirurgia na aceleração do movimento do dente ortodôntico do osso alveolar de ratos e o mecanismo de expressão da BMP-2. Exp Ther Med 2016; 12: 3009-3013.

87) Dibart S. PiezocisionTM: Acelerar o movimento dentário ortodôntico enquanto corrige as deficiências dos tecidos duros e moles. Front Oral Biol. 2016; 18: 102108.

88) Chiriac G, Herten M, Schwarz F, Rothamel D, Becker J. Lascas de osso autógeno: influência de um novo dispositivo piezoelétrico (Piezosurgery) na morfologia das lascas, viabilidade e diferenciação celular. J Clin Periodontol. 2005; 32: 994-999.

89) Von See C, Rücker M, Kampmann A, Kokemüller H, Bormann KH, Gellrich NC. Comparação de diferentes métodos de colheita de ossos planos e longos de ratos. Br J Oral Maxillofac Surg. 2010; 48: 607-612.

90) Pereira C, Gealh W, Lamis MN, Idelmo R, Okamoto R. Piezocirurgia aplicada à Implantodontia: Aspectos clínicos e biológicos. Journal of Oral Implantology. 2014; Vol. XL/Edição Especial, 401-408.

91) Leclercq P, Zenati C, Dohan DM. Corte ósseo ultrassónico parte 2: aplicações clínicas específicas do estado da arte. J Oral Maxillofac Surg. 2008; 66: 183-188.

92) Ueki K, Nakagawa K, Marukawa K, Shimada M, Yamamoto E. Utilização do dispositivo de curetagem ultra-sónica Sonopet na osteotomia intra-oral vertical do ramo. Int J Oral Maxillofac Surg. 2007; 36: 745-747.

93) Gonzalez-Garcia A, Diniz-Freitas M, Somoza-Martin M, Garcia-Garcia A.

Osteotomia piezoeléctrica e convencional na osteogénese de distração alveolar numa série de 17 pacientes. Int J Oral Maxillofac Implants 2008; 23: 891-6.

94) Jordi C, Mukaddam K, Lambrecht J, Kuhl S. Taxa de perfuração da membrana no aumento do assoalho do seio maxilar lateral usando instrumentos rotativos convencionais e dispositivo piezoelétrico - uma meta-análise. Jornal Internacional de Implantodontia 2018; 4:3.

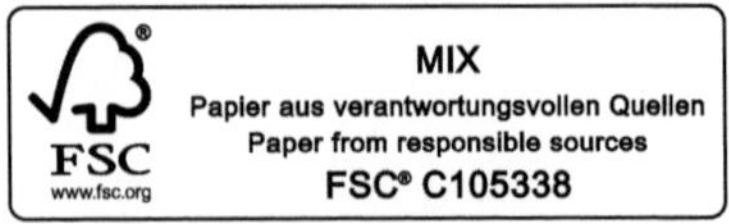

Printed by Books on Demand GmbH, Norderstedt / Germany